V. M. Roemer

Frühgeburt und
intrauterine Mangelentwicklung

Frühgeburt und intrauterine Mangelentwicklung

Prof. Dr. V. M. Roemer
Chefarzt der Geburts-Gynäkologischen Klinik
Kreiskrankenhaus Detmold
Akademisches Lehrkrankenhaus der Universität Münster

Mit 77 Abbildungen und 37 Tabellen

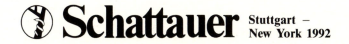

Schattauer Stuttgart – New York 1992

Die Deutsche Bibliothek – CIP-Einheitsaufnahme

Roemer, Volker M.:
Frühgeburt und intrauterine Mangelentwicklung/V. M. Roemer. –
Stuttgart ; New York : Schattauer, 1992
   ISBN 3-7945-1312-6

In diesem Buch sind die Stichwörter, die zugleich eingetragene Warenzeichen sind, als solche nicht besonders kenntlich gemacht. Es kann also aus der Bezeichnung der Ware mit dem für diese eingetragenen Warenzeichen nicht geschlossen werden, daß die Bezeichnung ein freier Warenname ist.

Alle Rechte, insbesondere das Recht der Vervielfältigung sowie der Übersetzung in fremde Sprachen, vorbehalten. Kein Teil des Werkes darf in irgendeiner Form (Fotokopie, Mikrofilm oder ein anderes Verfahren) ohne schriftliche Genehmigung des Verlages reproduziert werden.

© 1992 by F. K. Schattauer Verlagsgesellschaft mbH, Lenzhalde 3, D-7000 Stuttgart 1, Germany

Printed in Germany

Satz, Druck und Einband: Bosch-Druck GmbH, Festplatzstraße 6, D-8300 Landshut/Ergolding, Germany

ISBN 3-7945-1312-6

Vorwort

Obwohl von geburtshilflicher und neonatologischer Seite in den letzten 10 Jahren eine Senkung der Mortalität bei frühgeborenen Kindern weltweit erreicht werden konnte, hat sich die prozentuale Frühgeborenenrate offenbar nicht signifikant verändert. Sie liegt nach wie vor in Abhängigkeit von der Region und dem Kliniktyp bei 5 – 8 %. Der Anteil der Frühgeborenenmortalität an der perinatalen Gesamtmortalität hat sich ebenfalls nur wenig geändert. Durch eine konsequente Datenanalyse konnte von geburtshilflicher Seite das Spektrum der Risikofaktoren, die mit der Frühgeburtlichkeit vergesellschaftet sind, klarer definiert werden. Die Analyse der intrapartalen Risikofaktoren führte zu einem differenzierten geburtshilflichen Management bei kleinen und ganz kleinen Frühgeborenen. In den vorliegenden Beiträgen wird der Versuch unternommen, den Erkenntnisstand auf den einzelnen Sachgebieten schwerpunktmäßig darzustellen mit dem Ziel, die Besonderheiten des geburtshilflichen Vorgehens und der Aufzucht von Frühgeborenen herauszustellen. Im I. Geburtshilflich-Gynäkologischen Symposium der Frauenklinik Detmold wurden einzelne Fragestellungen herausgegriffen und von Kollegen, die jahrelang praktisch und theoretisch mit der Thematik befaßt sind, dargestellt. Wenn die hier mitgeteilten Erfahrungen und Anregungen dazu beitragen würden, das Schicksal Frühgeborener weiter zu verbessern, hätte dieses Buch seinen Zweck erfüllt.

Detmold, im Dezember 1991　　　　　　　　　　　　　　　　　　　　　　　V. M. Roemer

Inhaltsverzeichnis

V. M. Roemer
Frühgeburtlichkeit und fetale Hypothrophie – Eine Bestandsaufnahme ... 1

H. Mentzel
Der Neonataloge im Umgang mit dem untergewichtigen Kind.
Zusammenarbeit mit dem Geburtshelfer aus der Sicht
des Neonatologen 32

A. Huch
Zur Diagnostik und zum klinischen Management der
intrauterinen Mangelentwicklung 40

P. Bußmann, H. Haeske-Seeberg
Die perinatale Mortalität (PM) der frühen Frühgeburten
und deren Einfluß auf die Gesamt-PM der Jahre 1984 bis 1987
in Westfalen-Lippe 53

H. D. Schulz
Zusammenarbeit zwischen Praxis und Klinik zur Verhinderung
der Früh- und Mangelgeburt aus der Sicht des niedergelassenen
Gynäkologen 68

K. Wesseler
Intrakranielle Blutungen bei Frühgeborenen 77

W. Stoll
Der Geburtshelfer im Umgang mit dem untergewichtigen Kind.
Zusammenarbeit mit dem Neonatologen aus der Sicht des
Geburtshelfers 102

Autorenverzeichnis

Bussmann, Oberarzt, P.
Vorsitzender des Arbeitskreises Perinatale Erhebung bei der Ärztekammer Westfalen-Lippe in Münster
Kaiser-Wilhelm-Ring 4–6
4400 Münster

Haeske-Seeberg, Dr. med., H.
Mitarbeiterin der Ärztekammer Westfalen-Lippe in Münster
Kaiser-Wilhelm-Ring 4–6
4400 Münster

Huch, Prof. Dr. med., A.
Direktor der Klinik und Poliklinik für Geburtshilfe
Universitätsspital
Frauenklinikstraße 10
CH-8091 Zürich

Mentzel, Prof. Dr. med., H.
Ärztlicher Direktor der Abteilung für Neonatologie der Universitätskinderklinik Tübingen
Rümelinstraße 23
7400 Tübingen

Roemer, Prof. Dr. med., V. M.
Chefarzt der Frauenklinik am Kreiskrankenhaus Detmold
Röntgenstraße 18
4930 Detmold

Schulz, Dr. med., H. D.
Gynäkologe
Lemgoer Straße 26
4930 Detmold

Stoll, Prof. Dr. med., W.
Chefarzt der Frauenklinik am Kantonsspital Aarau
CH-5000 Aarau

Wesseler, Dr. med., K.
Chefarzt der Kinder- und Jugendmedizinischen Klinik am Kreiskrankenhaus Detmold
Robert-Koch-Straße
4930 Detmold

Frühgeburtlichkeit und fetale Hypotrophie – Eine Bestandsaufnahme

V. M. Roemer

Einführung

Wenn ein Kind mit einem zu geringen Geburtsgewicht auf die Welt kommt, so gibt es drei mögliche Ursachen für die Untergewichtigkeit:
1. Das Kind ist unreif, d. h. es handelt sich um ein echtes Frühgeborenes.
2. Das Kind ist reif, aber in seiner körperlichen Entwicklung retardiert und
3. das Kind ist sowohl unreif wie in seiner Gewichtsentwicklung retardiert.

Dieses Einteilungskonzept wurde von Battaglia und Lubchenco (4) im Jahre 1967 vorgeschlagen und hat sich weltweit durchgesetzt (17). Im klinischen Alltag wird häufig zwischen diesen drei Möglichkeiten nicht präzise unterschieden. Dies hat mehrere Gründe. Oft weiß man gar nicht genau, in welcher Schwangerschaftswoche ein Kind tatsächlich zur Welt gekommen ist. Ist eine gute Kooperation zwischen Kinderklinik und Kreißsaal gegeben, sagt der Pädiater dem Geburtshelfer, welcher Gestationswoche die klinische Reife entsprechen könnte. Eine Übereinstimmung von ± einer Woche zwischen Reifealter und Gestationszeit ist dabei allerdings nur in ca. 68 % gegeben (28). Kann die Gestationsdauer hinreichend genau festgelegt werden, fehlen häufig einschlägige Tabellen (15) (Kurven) für die Gewichtsperzentilenbestimmung. In vielen Entbindungsabteilungen wird die Gewichtsperzentile des Neugeborenen nicht routinemäßig bestimmt und dokumentiert.

Wir haben uns daran gewöhnt, nur von intrauteriner Mangelentwicklung zu sprechen, da diese ernste Konsequenzen haben kann. Dies geht schon aus der Tatsache hervor, daß es den Gegenbegriff zur Mangelentwicklung (z. B. „Überflußentwicklung") im geburtshilflichen Sprachgebrauch nicht gibt; man unterscheidet lediglich übergewichtige von untergewichtigen Neugeborenen bzw. dysmature und dystrophe Kinder. Unsere eigenen Zahlen wie die anderer Autoren (3, 20, 31) weisen darauf hin, daß die wirklich übergewichtigen Kinder, die Riesenkinder, auch mit erhöhten Risiken behaftet sind.

Die routinemäßige Bestimmung der gestationszeitbezogenen Gewichtsperzentile eines Neugeborenen ist nicht nur von statistischem Interesse; die Zentile hat erhebliche Konsequenzen für Morbidität und Mortalität des Neonaten (5, 6, 8, 33, 34). Für den Geburtshelfer und sein Management spielt die Kenntnis der intrauterinen Wachstumssituation daher eine große Rolle. Saling hat schon 1972 mit seinem PDP-Programm (32) auf diese Problematik hingewiesen.

Im folgenden soll eine Bestandsaufnahme vorgenommen werden im Hinblick auf die Risiken, die mit der Frühgeburtlichkeit per se und mit der intrauterinen Mangelentwicklung aus geburtshilflicher Sicht generell verbunden sind. Ziel der Studie war es, die Aufmerksamkeit des Geburtshelfers auf jene Neugeborenen zu lenken, die sich postpartal als besonders risikobelastet erweisen.

Methodik

Die Daten entstammen der geburtshilflichen Datenbank der Universitätsfrauenklinik Tübingen (Prof. Dr. H. A. Hirsch). Die Datei umfaßte zum Zeitpunkt der Analyse alle Geburten der Jahre 1976 bis 1984 und Teile von 1985 (n = 17 893). An der Gewinnung der Daten und den ständigen, feinen Korrekturen der Datei waren einige Kollegen der Klinik und viele Dissertanten beteiligt. Die Programmsysteme wurden vom Autor entwickelt. Die Berechnungen wurden auf einem großen IBM-System (4381 P 02) der Medizinischen Fakultät Tübingen und auf einem IBM System 6150 der Frauenklinik Detmold durchgeführt. Die Abbildungen wurden vom Autor entworfen unter Zuhilfenahme eines PC-Simulators und des Programmpaketes Harvard-Graphics.

Die nachfolgenden Resultate wurden an einem selektionierten Kollektiv von Neugeborenen errechnet: Es kamen nur Geburten zur Auswertung, bei denen die Gestationszeit zuverlässig, mehrheitlich durch zwei Ultraschalluntersuchungen, bekannt war, die zwischen der vollendeten 24. und 42. SSW erfolgten. In allen Fällen mußten die pH-Werte in der Umbilikalarterie (UA) und in der Umbilikalvene (UV) vorhanden und plausibel sein. Es wurden nur lebendgeborene Einlinge (Apgar 1 Minute > 0) berücksichtigt, da das Schicksal von Zwillingen und Drillingen bei gegebener Reife sich deutlich von jenem der Einlingskinder unterscheidet. Diese vier Selektionskriterien führten zu einer Reduktion des Datenumfanges auf 14 498 Geburten (100%).

Tab. 1 zeigt, wie sich diese 14 498 Geburten auf die einzelnen Schwangerschaftswochen verteilten. Es wurden vier Gruppen für die unreifen und zwei Gruppen für die reifen Neugeborenen, also insgesamt sechs Gestationszeitgruppen gebildet. Es standen die Daten von insgesamt 1981 Frühgeburten zur Verfügung. Die Einteilung nach der Gestationszeit (vollendete Schwangerschaftswochen) war willkürlich und richtete sich im wesentlichen nach der Anzahl der Beobachtungen.

Tab. 1. Aufteilung der Neonaten an Hand der Gestationsdauer.

Gestationszeit (Wochen)		n	%
24.–28.		75	0,51
29.–31.	1981	120	0,83
32.–34.		278	1,91
35.–37.		1 508	10,40
38.–40.		10 787	74,40
41.–42.		1 730	11,93
		14 498	100,00

Bei der Berechnung der auf die Gestationszeit bezogenen Gewichtsperzentilen wurden andere Selektionskriterien angewandt:
1. Es kamen wiederum nur Einlinge zur Auswertung,
2. die Gestationszeit mußte bekannt und hinreichend sicher sein (mindestens zwei Sonographien in graviditate),
3. das Kindsgewicht mußte bekannt und „plausibel" sein; zu diesem Zweck wurden die Gewichtsverteilungskurven von 17 516 Kindern beiderlei Geschlechts und getrennt nach Geschlechtern für die einzelnen Schwangerschaftswochen analysiert. Offensichtliche Ausreißer (Werte jenseits der 3-σ-Grenze) wurden eliminiert, nicht korrigiert. Eine genaue Darstellung des Vorgehens mit Dokumentation aller Zahlen findet sich an anderer Stelle (30).
4. Alle Neugeborenen mit schweren und mittelschweren Mißbildungen wurden ausgeschlossen, desgleichen alle Totgeburten.

Die Berechnung der Gewichtsperzentilen erfolgte auf zweierlei Weise:

a) Die Kindsgewichte, durch die Hebamme unmittelbar nach der Geburt bestimmt, wurden computerintern rangiert, zur Kontrolle tabelliert und klinisch relevante Perzentilen (z. B. 5., 10., 50. Perzentile etc.) bestimmt.

b) Da es sich beim Studium der Verteilungsstruktur der Kindsgewichte (Einstichprobentest nach Kolmogorov-Smirnov) herausstellte, daß die Mehrzahl der Gewichtsverteilungen für individuelle Schwangerschaftswochen normal verteilt waren, wurden klinisch relevante Perzentilen aus den jeweiligen e-Funktionen berechnet. Da die e-Funktionen individueller Gewichtsverteilungen durch den Mittelwert ($\bar{X}$) und die Standardabweichung (SD) eindeutig definiert sind, konnten die Gewichtsperzentilen durch Verwendung der entsprechenden Standard-z-Werte leicht berechnet und tabelliert werden. Darüber hinaus gelingt es, jedes einzelne Kindsgewicht in eine gestationszeitbezogene Perzentile dadurch zu transformieren, daß das Integral von $-\infty$ bis x, wobei x das individuelle Kindsgewicht bezeichnet, mit elektronischen Hilfsmitteln berechnet wird. Die so errechnete Zahl multipliziert mit 100 ergibt die Perzentile für dieses individuelle Kindsgewicht. Es gelingt dergestalt, alle Kindsgewichte in Zahlen zwischen 0 und 100 zu transformieren. Auf diese Weise ist es möglich, Neugeborene untereinander zu vergleichen, die unterschiedlich reif sind, aber gleichen Perzentilengruppen (z. B. 5. bis 10. Perzentile oder 80. bis 90. Perzentile) angehören. Eine eingehendere Darstellung dieses methodischen Vorgehens findet sich an anderer Stelle (30). Ziel dieses zunächst kompliziert wirkenden Vorgehens, das naturgemäß nur mit Hilfe einer Großrechenanlage durchgeführt werden kann, war es, herauszufinden, ob die intrauterine Mangelentwicklung in den einzelnen Schwangerschaftswochen denselben klinischen Stellenwert hat oder ob sich die Hypotrophie in verschiedenen Gestationsperioden unterschiedlich auswirkt. Für die in dieser Arbeit mitgeteilten, tabellarisch zusammengefaßten Gewichtsperzentilen wurden zusätzliche Korrekturen notwendig: Nach der Elimination von wenigen Ausreißern zeigte die graphische Darstellung, daß einige Mittelwerte und auch Standardabweichungen sich nicht ganz exakt in die Wachstumskurve einfügten; einzelne Mittelwerte schienen etwas zu hoch, einzelne etwas zu tief zu liegen. Dasselbe galt für die Standardabweichungen. Da anzunehmen war, daß die Wachstumskurven der Gewichte von Kindern beiderlei Geschlechts kontinuierlich verlaufen, wurden graphisch Korrekturen von 5 – 100 g bei den mittleren Kindsgewichten und von jeweils wenigen Gramm bei den Standardabweichungen vorgenommen. Diese graphisch ermittelten, „geglätteten" Daten wurden dem Computer manuell eingegeben und die gewünschten Perzentilen errechnet und tabelliert. Diesem Vorgehen liegt die naheliegende Annahme zugrunde, daß auch die Variablilität der Kindsgewichte in individuellen Schwangerschaftswochen, also ihre Streuung, einer kontinuierlichen, empirischen Funktion gehorcht: Es ist z. B. ganz unwahrscheinlich, daß die Standardabweichung der Kindsgewichte in der 37. Woche doppelt so groß ist wie in der 38. Woche etc. Tatsächlich nehmen die Standardabweichungen über der Gestationszeit stetig zu; sie sind in Tab. 2 bis 4 wiedergegeben. Es bleibt darauf hinzuweisen, daß die Bildung von Perzentilengruppen im Rahmen der Auswertung nicht immer zu der erwarteten Anzahl an Beobachtungen führt, da 1. diskrete numerische Veränderungen der Mittelwerte und Standardabweichungen computerintern (wie beschrieben) vorgenommen wurden und 2. die empirische Verteilungsstruktur der Kindsgewichte keineswegs immer eine ideale Übereinstimmung mit einer Normalverteilung ergibt. Die Irrtumswahrscheinlichkeiten sind ebenfalls in Tab. 2 bis 4 aufgeführt. Konkret bedeutet dies, daß bei der Zusammenfassung aller hypotrophen Neugeborenen (< 10. gestationszeitbezogene Gewichtsperzentile) nicht exakt 10% aller Neugeborenen des Gesamtkollektives, sondern nur ungefähr 10% aller Neugeborenen erfaßt werden. Zu diesem leicht einsehbaren Fehler kommt ein weiterer hinzu, der mit der Praxis der Gewichtsbestimmung selbst zu tun hat: Die elektrischen Waagen im Kreißsaal lassen nur eine Meßgenauigkeit von einem Gramm zu. Oft wird auf- oder abgerundet, was zur Folge hat, daß z. B. ein Gewicht von 2500 g in der 34. SSW viel häufiger vorkommt, als das Gewicht 2499 bzw. 2501 g. Die durch solche Wiegegewohnheiten induzierten Fehler kommen notwendigerweise bei der Summenbildung wieder zum Vorschein. Die gesamte Problematik wurde mit elektronischen Hilfsmitteln eingehend untersucht und ist an andere Stelle ausführlich dargestellt (30).

Folgende statistische Testverfahren kamen zur Anwendung: Kolmogorov-Smirnov-Einstichprobentest, χ^2-Test. Die Null-Hypothese für den Kolmogorov-Smirnov-Test lautet: Normalverteilung. Die Null-Hypothese für die χ^2-Testung lautet: Es besteht für die untersuchte Meßgröße (pH, Apgar-Zahlen) keine Abhängigkeit von der Gestationszeit bzw. den Gewichtsperzentilen, d. h., die beobachteten Schwankungen sind zufälliger Natur.

Resultate

Die Arbeitshypothese, die zu den folgenden Untersuchungen geführt hat, lautet: Fetale Unreife (Frühgeburtlichkeit) und intrauterine Mangelentwicklung sind zwei

Frühgeburtlichkeit und fetale Hypotrophie – Eine Bestandsaufnahme

voneinander unabhängige Faktoren, die das Neugeborene auch unabhängig vom geburtshilflichen Management belasten. Ist das Ausmaß der Belastung (Morbidität und Mortalität) bekannt, könnte man möglicherweise durch geeignete geburtshilfliche Maßnahmen das Risiko vermindern.

Vordergründig muß daher zunächst das Ausmaß der intrauterinen Mangelentwicklung quantifiziert werden. Dazu muß man einen geeigneten Maßstab einführen, der am besten aus den Daten selbst zu gewinnen ist. Hier bietet sich die Gewichtsperzentile an.

Untersucht man die Gewichtsverteilung Neugeborener, die sicher ein und derselben Schwangerschaftswoche angehören, so findet man, daß diese Verteilung den Gesetzen des Zufalles gehorcht, d. h., die Gewichtsverteilungen für die einzelnen Wochen sind mehrheitlich normal verteilt. Die Tab. 2, 3, 4 zeigen die mittleren Gewichte

Tab. 2. Mittlere Kindsgewichte, Standardabweichungen und Anzahl der Beobachtungen bei 17 568 Neugeborenen beiderlei Geschlechts. α = Irrtumswahrscheinlichkeit, mit der die Null-Hypothese, H_0 = Normalverteilung, verworfen werden kann (Kolmogorov-Smirnov). $\alpha = 1{,}0$: Ideale Normalverteilung; $\alpha = 0{,}05$: Normalverteilung mit einer Irrtumswahrscheinlichkeit von 5 %. Die graphisch geglätteten Werte ($\overline{X}$ und SD) sind in den beiden letzten Spalten aufgeführt.

SSW vollend.	original $\overline{X}$	SD	n	α	„geglättet" $\overline{X}$	SD
23	510	78	3	–	495	78
24	688	37	5	–	612	103
25	773	121	18	0,912	740	121
26	880	142	25	0,918	880	142
27	1079	189	29	0,474	1050	189
28	1189	326	39	0,996	1195	230
29	1365	408	47	0,999	1365	290
30	1574	456	62	0,515	1530	350
31	1685	379	69	0,723	1685	380
32	1864	394	74	0,786	1864	394
33	2135	416	102	0,562	2110	410
34	2335	470	171	0,583	2335	425
35	2567	417	226	0,937	2567	429
36	2808	427	469	0,435	2808	427
37	3037	428	1117	0,017	3037	429
38	3223	417	2259	0,131	3223	418
39	3416	416	6015	0,007	3400	415
40	3505	421	4736	0,009	3504	421
41	3569	431	1893	0,134	3568	431
42	3574	459	209	0,466	3560	431

und die Standardabweichungen sowie die Irrtumswahrscheinlichkeiten, mit der die Null-Hypothese (H_0 = Normalverteilung) verworfen werden kann. Teilweise liegt eine Irrtumswahrscheinlichkeit von 1,0 vor, d. h., es handelt sich um einen fast idealen „Fit" zwischen empirischer und theoretischer Verteilung. Diese Beobachtung erlaubt es, die Gewichtsperzentilen nach bekannten statistischen Beziehungen zu berechnen. Solche Berechnungen wurden für über 17 000 Geburten aus dem Großraum

Tab. 3. Mittlere Kindsgewichte, Standardabweichungen und Anzahl der Beobachtungen bei 8970 Neugeborenen männlichen Geschlechts. α: Irrtumswahrscheinlichkeit, mit der die Null-Hypothese, H_0 = Normalverteilung, verworfen werden kann (Kolmogorov-Smirnov). α = 1,0: Ideale Normalverteilung; α = 0,05: Normalverteilung mit einer Irrtumswahrscheinlichkeit von 5 %. Die graphisch geglätteten Werte ($\overline{X}$ und SD) sind in den beiden letzten Spalten aufgeführt.

SSW vollend.	original $\overline{X}$	SD	n	α	„geglättet" $\overline{X}$	SD
27	1089	219	16	0,991	1060	300
28	1225	339	21	0,998	1225	310
29	1417	295	22	0,808	1370	310
30	1526	451	36	0,971	1526	315
31	1635	314	34	0,994	1680	350
32	1912	383	42	0,789	1912	385
33	2151	431	60	0,728	2151	413
34	2372	453	99	0,879	2372	425
35	2621	392	116	0,968	2621	431
36	2854	443	246	0,694	2854	432
37	3110	435	576	0,219	3110	434
38	3288	421	1175	0,287	3288	435
39	3488	417	3105	0,058	3488	436
40	3584	420	2352	0,164	3584	437
41	3647	436	943	0,121	3647	440
42	3650	468	103	0,704	3650	460

Sex = ♂

Tab. 4. Mittlere Kindsgewichte, Standardabweichungen und Anzahl der Beobachtungen bei 8593 Neugeborenen weiblichen Geschlechts. α = Irrtumswahrscheinlichkeit, mit der die Null-Hypothese, H_0 = Normalverteilung, verworfen werden kann (Kolmogorov-Smirnov). α = 1,0: Ideale Normalverteilung; α = 0,05: Normalverteilung mit einer Irrtumswahrscheinlichkeit von 5 %. Die graphisch geglätteten Werte ($\overline{X}$ und SD) sind in den beiden letzten Spalten aufgeführt.

SSW vollend.	original $\overline{X}$	SD	n	α	„geglättet" $\overline{X}$	SD
27	1055	149	13	0,973	1020	300
28	1146	313	18	0,986	1150	390
29	1320	488	25	0,994	1320	400
30	1640	463	26	0,124	1540	410
31	1735	432	35	0,734	1730	408
32	1802	407	32	0,860	1910	407
33	2114	399	42	0,918	2110	403
34	2286	492	72	0,289	2300	400
35	2510	436	110	0,920	2510	405
36	2757	404	223	0,626	2750	404
37	2959	408	541	0,149	2959	408
38	3152	401	1983	0,571	3155	402
39	3338	400	2908	0,165	3338	402
40	3426	405	2382	0,110	3430	405
41	3490	412	950	0,544	3490	412
42	3501	440	106	0,531	3501	440

Sex = ♀

Frühgeburtlichkeit und fetale Hypotrophie – Eine Bestandsaufnahme 7

Tübingen/Stuttgart durchgeführt und sind in Tab. 5 bis 7 wiedergegeben. In Abb. 1 sind der Median und vier ausgewählte, praktisch wichtige Perzentilen über der Gestationszeit aufgetragen. Da die intrauterine Gewichtsentwicklung bei Knaben und Mädchen unterschiedlich verläuft, wurden die Berechnungen auch getrennt für beide Geschlechter durchgeführt. Die errechneten Werte sind in Tab. 2, 3 und 4 festgehalten; Abb. 2 gibt den Verlauf der Medianwerte wieder.

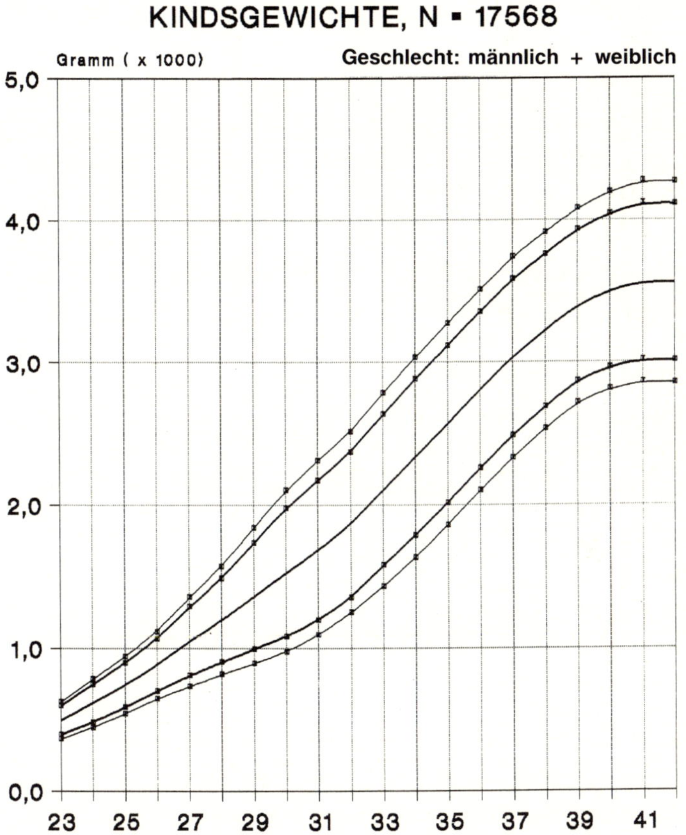

KINDSGEWICHTE, N = 17568

Abb. 1. Geglättete Wachstumskurve für nicht mißgebildete Einlinge beiderlei Geschlechts aus dem Großraum Stuttgart/Tübingen. Dieser Wachstumskurve liegen Daten von 17 568 Neugeborenen beiderlei Geschlechts, deren Gestationszeit gesichert war, zugrunde. Wiedergegeben sind die 50. Perzentile, die 5., 10., die 90. und die 95. Gewichtszentile

Es wäre prinzipiell möglich gewesen, anhand der tabellarisch festgehaltenen Perzentilengrenzen die hypotrophen von den eutrophen und jene wiederum von den hypertrophen Neonaten zu selektionieren und dergestalt das Ausmaß der intrauterinen

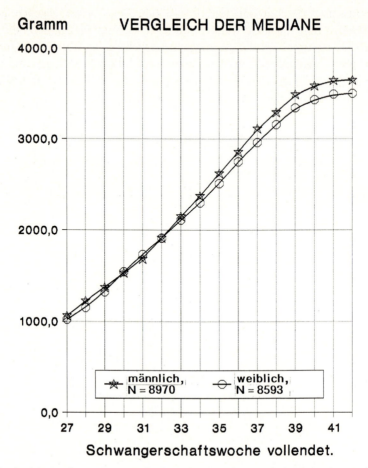

Abb. 2. Verlauf der Mediane (50. Perzentile) für beide Geschlechter. Ab der vollendeten 33. Schwangerschaftswoche scheinen die männlichen Feten deutlich mehr an Gewicht zuzunehmen

Mangelentwicklung grob zu erfassen. Ein solches Vorgehen ist jedoch bei über 17 000 Neugeborenen unzumutbar mühsam. Wir haben daher nach einer Möglichkeit gesucht, jedes individuelle Kindsgewicht in eine Perzentile zu transformieren, also eine Zahl zwischen 0 und 100, ohne eine Krankengeschichte in die Hand nehmen zu müssen oder Einzelfälle elektronisch zu kennzeichnen.

Da bei einer Normalverteilung, die durch Mittelwert und Standardabweichung exakt definiert ist, die Perzentile nichts anderes ist als das Integral von $-\infty$ bis x, lag es auf der Hand, diese mathematische Gesetzmäßigkeit zu nutzen. Durch die Integration, d. h. Flächenbestimmung, konnte jedes individuelle Kindsgewicht in eine Zahl zwischen 0 und 100, eine Zentile, transformiert und anschließend computerintern willkürlich zu wählenden Perzentilengruppen zugewiesen werden. Dadurch ist ein Maß gegeben, um bei Neugeborenen gleicher Reife das Ausmaß der Mangel- bzw.

Tab. 5. Gewichtsperzentilen, die aus den graphisch geglätteten Mittelwerten und Standardabweichungen nach bekannten mathematischen Beziehungen errechnet wurden. (Graphisch geglättete Werte. 1976–1985, UFK Tübingen. Roemer 1990)

v. SSW =	23.	24.	25.	26.	27.	28.	29.	30.	31.	32.	33.	34.	35.	36.	37.	38.	39.	40.	41.	42.
n =	3.	5.	18.	25.	29.	39.	47.	62.	69.	74.	102.	171.	226.	469.	1117.	2259.	6015.	4736.	1893	209.
1. PERZ.	313.	372.	458.	549.	610.	659.	690.	715.	800.	946.	1155.	1345.	1568.	1814.	2038.	2249.	2433.	2523.	2564.	2556.
2. PERZ.	335.	400.	491.	588.	662.	723.	769.	811.	904.	1055.	1268.	1462.	1686.	1931.	2156.	2364.	2548.	2639.	2683.	2675.
3. PERZ.	348.	418.	513.	613.	695.	763.	820.	872.	971.	1124.	1340.	1536.	1761.	2006.	2231.	2438.	2620.	2713.	2758.	2750.
4. PERZ.	358.	432.	528.	631.	719.	792.	857.	917.	1020.	1174.	1392.	1591.	1816.	2060.	2286.	2491.	2691.	2673.	2767.	2805.
5. PERZ.	367.	443.	541.	646.	739.	817.	888.	954.	1060.	1216.	1436.	1636.	1861.	2106.	2331.	2535.	2717.	2811.	2859.	2851.
6. PERZ.	374.	452.	552.	659.	756.	837.	914.	986.	1094.	1251.	1472.	1674.	1900.	2144.	2370.	2573.	2755.	2849.	2898.	2890.
7. PERZ.	380.	460.	561.	670.	771.	856.	937.	1013.	1124.	1282.	1505.	1708.	1934.	2178.	2404.	2606.	2787.	2883.	2932.	2924.
8. PERZ.	385.	467.	570.	680.	784.	872.	958.	1038.	1151.	1310.	1534.	1738.	1964.	2208.	2434.	2636.	2817.	2912.	2962.	2954.
9. PERZ.	390.	474.	578.	690.	797.	887.	976.	1061.	1175.	1336.	1560.	1765.	1992.	2235.	2462.	2662.	2843.	2939.	2990.	2982.
10. PERZ.	395.	480.	585.	698.	808.	900.	993.	1081.	1197.	1358.	1584.	1790.	2017.	2260.	2487.	2687.	2868.	2964.	3015.	3007.
20. PERZ.	429.	525.	638.	761.	891.	1002.	1121.	1236.	1365.	1533.	1765.	1978.	2206.	2449.	2676.	2871.	3051.	3150.	3206.	3198.
30. PERZ.	454.	558.	677.	806.	951.	1074.	1213.	1347.	1486.	1658.	1895.	2112.	2342.	2584.	2812.	3004.	3183.	3283.	3342.	3334.
40. PERZ.	475.	586.	709.	844.	1002.	1137.	1292.	1441.	1589.	1764.	2006.	2227.	2458.	2700.	2928.	3117.	3295.	3397.	3459.	3451.
50. PERZ.	495.	612.	740.	880.	1050.	1195.	1365.	1530.	1685.	1864.	2110.	2335.	2567.	2808.	3037.	3223.	3400.	3504.	3568.	3560.
60. PERZ.	515.	638.	771.	916.	1098.	1253.	1438.	1619.	1781.	1964.	2214.	2443.	2676.	2916.	3146.	3329.	3505.	3611.	3677.	3669.
70. PERZ.	536.	666.	803.	954.	1149.	1316.	1517.	1713.	1884.	2070.	2325.	2558.	2792.	3032.	3262.	3442.	3617.	3725.	3794.	3786.
80. PERZ.	561.	699.	842.	999.	1209.	1388.	1609.	1824.	2005.	2195.	2455.	2692.	2928.	3167.	3398.	3575.	3749.	3858.	3930.	3922.
90. PERZ.	595.	744.	895.	1062.	1292.	1490.	1737.	1979.	2173.	2370.	2636.	2880.	3117.	3356.	3587.	3759.	3932.	4044.	4121.	4113.
91. PERZ.	600.	750.	902.	1070.	1303.	1503.	1754.	1999.	2195.	2392.	2660.	2905.	3142.	3381.	3612.	3784.	3957.	4069.	4146.	4138.
92. PERZ.	605.	757.	910.	1080.	1316.	1518.	1772.	2022.	2219.	2418.	2686.	2932.	3170.	3408.	3640.	3810.	3983.	4096.	4174.	4166.
93. PERZ.	610.	764.	919.	1090.	1329.	1534.	1793.	2047.	2246.	2446.	2715.	2962.	3200.	3438.	3670.	3840.	4013.	4125.	4204.	4196.
94. PERZ.	616.	772.	928.	1101.	1344.	1553.	1816.	2074.	2267.	2477.	2748.	2996.	3234.	3472.	3704.	3873.	4045.	4159.	4238.	4230.
95. PERZ.	623.	781.	939.	1114.	1361.	1573.	1842.	2106.	2310.	2512.	2784.	3034.	3273.	3510.	3743.	3911.	4083.	4197.	4277.	4269.
96. PERZ.	632.	792.	952.	1129.	1381.	1598.	1873.	2143.	2350.	2554.	2828.	3079.	3318.	3556.	3788.	3955.	4127.	4241.	4323.	4315.
97. PERZ.	642.	806.	967.	1147.	1405.	1627.	1910.	2188.	2399.	2604.	2880.	3134.	3373.	3610.	3843.	4008.	4180.	4295.	4378.	4370.
98. PERZ.	655.	824.	989.	1172.	1438.	1667.	1961.	2249.	2466.	2673.	2952.	3208.	3448.	3685.	3918.	4082.	4252.	4369.	4453.	4445.
99. PERZ.	677.	852.	1022.	1211.	1490.	1731.	2040.	2345.	2570.	2782.	3065.	3325.	3566.	3802.	4036.	4197.	4367.	4485.	4572.	4564.
v. SSW =	23.	24.	25.	26.	27.	28.	29.	30.	31.	32.	33.	34.	35.	36.	37.	38.	39.	40.	41.	42.

Anzahl der Beobachtungen bei dieser Analyse, n = 17 568; SEX = MÄNNLICH + WEIBLICH.

„Überflußentwicklung" beliebig fein zu quantifizieren. Es gelingt auch, Neugeborene, die gleichen Perzentilengruppierungen angehören, aber unterschiedliche klinische Reife aufweisen, miteinander zu vergleichen. Es ist also möglich, die klinische Bedeutung der intrauterinen Mangelentwicklung gegenüber der Frühgeburtlichkeit per se herauszuarbeiten, beide Risikofaktoren voneinander zu trennen.

Dies bedeutet konkret, daß zwei Arten von Analysen durchgeführt werden müssen:
1. Analyse der unmittelbaren postpartalen Morbidität und Mortalität in Abhängigkeit von der Reife der Frühgeborenen aller Gewichtsperzentilen.
2. Analyse der unmittelbaren postpartalen Morbidität und Mortalität bei gegebener, konstanter klinischer Reife in Abhängigkeit vom Ausmaß der intrauterinen Mangelversorgung.

Tab. 6. Gewichtsperzentilen, die aus den geglätteten Mittelwerten und Standardabweichungen von 8593 weiblichen Neugeborenen nach bekannten mathematischen Beziehungen berechnet wurden. (Graphisch geglättete Werte. 1976 – 1985, UFK Tübingen. Roemer 1990)

V. SSW =	23.	24.	25.	26.	27.	28.	29.	30.	31.	32.	33.	34.	35.	36.	37.	38.	39.	40.	41.	42.
n =	2.	1.	12.	12.	13.	18.	25.	26.	35.	32.	42.	72.	110.	223.	541.	1083.	2908.	2382.	950.	106.
1. PERZ.	0.	0.	0.	0.	321.	242.	288.	585.	780.	962.	1171.	1368.	1567.	1809.	2009.	2219.	2402.	2487.	2530.	2476.
2. PERZ.	0.	0.	0.	0.	404.	349.	498.	698.	892.	1074.	1282.	1478.	1678.	1920.	2121.	2329.	2512.	2598.	2644.	2697.
3. PERZ.	0.	0.	0.	0.	456.	417.	568.	770.	963.	1145.	1353.	1548.	1749.	1991.	2192.	2400.	2583.	2669.	2716.	2674.
4. PERZ.	0.	0.	0.	0.	495.	467.	620.	822.	1016.	1197.	1404.	1600.	1801.	2043.	2245.	2451.	2634.	2721.	2769.	2731.
5. PERZ.	0.	0.	0.	0.	526.	508.	662.	866.	1059.	1240.	1447.	1642.	1844.	2085.	2288.	2494.	2677.	2764.	2812.	2777.
6. PERZ.	0.	0.	0.	0.	553.	544.	698.	902.	1096.	1277.	1483.	1678.	1880.	2122.	2325.	2530.	2713.	2800.	2849.	2817.
7. PERZ.	0.	0.	0.	0.	577.	574.	730.	935.	1128.	1309.	1515.	1710.	1912.	2154.	2357.	2562.	2745.	2832.	2882.	2852.
8. PERZ.	0.	0.	0.	0.	599.	602.	758.	964.	1157.	1338.	1544.	1738.	1941.	2182.	2386.	2590.	2773.	2861.	2911.	2883.
9. PERZ.	0.	0.	0.	0.	618.	627.	784.	990.	1183.	1364.	1570.	1764.	1967.	2208.	2412.	2616.	2799.	2887.	2938.	2911.
10. PERZ.	0.	0.	0.	0.	635.	650.	807.	1014.	1207.	1388.	1593.	1787.	1990.	2232.	2436.	2639.	2822.	2910.	2961.	2936.
20. PERZ.	0.	0.	0.	0.	768.	822.	984.	1195.	1387.	1568.	1771.	1964.	2169.	2410.	2616.	2817.	3000.	3089.	3144.	3131.
30. PERZ.	0.	0.	0.	0.	863.	946.	1110.	1325.	1516.	1697.	1899.	2090.	2298.	2538.	2745.	2944.	3127.	3218.	3274.	3270.
40. PERZ.	0.	0.	0.	0.	944.	1051.	1219.	1436.	1627.	1807.	2008.	2199.	2408.	2648.	2856.	3053.	3236.	3328.	2286.	3390.
50. PERZ.	0.	0.	0.	0.	1020.	1150.	1320.	1540.	1730.	1910.	2110.	2300.	2510.	2750.	2959.	3155.	3338.	3430.	3490.	3501.
60. PERZ.	0.	0.	0.	0.	1096.	1249.	1421.	1644.	1833.	2013.	2212.	2401.	2612.	2852.	3062.	3257.	3440.	3532.	3594.	3612.
70. PERZ.	0.	0.	0.	0.	1177.	1354.	1530.	1755.	1944.	2123.	2321.	2510.	2722.	2962.	3173.	3366.	3549.	3642.	3706.	3732
80. PERZ.	0.	0.	0.	0.	1272.	1478.	1656.	1885.	2073.	2252.	2449.	2636.	2851.	3090.	3302.	3493.	3676.	3771.	3836.	3871.
90. PERZ.	0.	0.	0.	0.	1405.	1650.	1833.	2066.	2253.	2432.	2627.	2813.	3030.	3268.	3482.	3671.	3854.	3950.	4019.	4066.
91. PERZ.	0.	0.	0.	0.	1422.	1673.	1856.	2090.	2277.	2456.	2650.	2836.	3053.	3292.	3506.	3694.	3877.	3973.	4042.	4091.
92. PERZ.	0.	0.	0.	0.	1441.	1698.	1882.	2116.	2303.	2482.	2676.	2862.	3079.	3318.	3532.	3720.	3903.	3999.	4069.	4119.
93. PERZ.	0.	0.	0.	0.	1463.	1726.	1910.	2145.	2332.	2511.	2705.	2890.	3108.	3346.	3561.	3748.	3931.	4028.	4098.	4150.
94. PERZ.	0.	0.	0.	0.	1486.	1756.	1942.	2178.	2364.	2543.	2737.	2922.	3140.	3378.	3593.	3780.	3963.	4060.	4131.	4185.
95. PERZ.	0.	0.	0.	0.	1513.	1792.	1978.	2214.	2401.	2580.	2773.	2958.	3176.	3415.	3630.	3816.	3999.	4096.	4168.	4225.
96. PERZ.	0.	0.	0.	0.	1545.	1833.	2020.	2258.	2444.	2623.	2816.	3000.	3219.	3457.	3673.	3859.	4042.	4139.	4211.	4271.
97. PERZ.	0.	0.	0.	0.	1584.	1883.	2072.	2310.	2497.	2675.	2867.	3052.	3271.	3509.	3726.	3910.	4093.	4191.	4264.	4328.
98. PERZ.	0.	0.	0.	0.	1636.	1951.	2142.	2382.	2568.	2746.	2938.	3122.	3342.	3580.	3797.	3981.	4164.	4262.	4336.	4405.
99. PERZ.	0.	0.	0.	0.	1719.	2058.	2252.	2495.	2680.	2858.	3049.	3232.	3453.	3691.	3909.	4091.	4274.	4373.	4450.	4526.
v. SSW =	23.	24.	25.	26.	27.	28.	29.	30.	31.	32.	33.	34.	35.	36.	37.	38.	39.	40.	41.	42.

Anzahl der Beobachtungen bei dieser Analyse, n = 8593; SEX = WEIBLICH.

Es ist evident, daß bei der Vielzahl der bekannten Ursachen (9, 38) für eine intrauterine Mangelentwicklung keine Homogenität zu erwarten ist. Nicht selten [ca. 30 % (34)] weiß man gar nicht, welche Faktoren für die Hypotrophie oder Hypertrophie verantwortlich zu machen sind. Aus diesem Grund und aufgrund des doch noch relativ kleinen Stichprobenumfanges haben wir auf eine Analyse der mutmaßlichen Ursachen für die Hypotrophie bzw. Hypertrophie der Neonaten bewußt verzichtet, wenngleich das Spektrum der mütterlichen Erkrankungen in jedem Fall bekannt, also computerintern erfaßt war.

Zur Bestimmung der postpartalen Morbidität wird weltweit das aktuelle pH in der Umbilikalarterie und der Apgar-Index nach einer Minute bzw. nach fünf Minuten herangezogen. Im folgenden werden nur die Apgarzahlen nach einer Minute aufge-

Tab. 7. Gewichtsperzentilen, die für 8970 männliche Neugeborene aus den graphisch geglätteten Mittelwerten und Standardabweichungen nach bekannten mathematischen Beziehungen berechnet wurden. (Graphisch geglättete Werte. 1976 – 1985, UFK Tübingen. Roemer 1990)

V. SSW =	23.	24.	25.	26.	27.	28.	29.	30.	31.	32.	33.	34.	35.	36.	37.	38.	39.	40.	41.	42.
n =	1.	4.	6.	13.	16.	21.	22.	36.	34.	42.	60.	99.	116.	246.	576.	1175	3105.	2352.	943.	103.
1. PERZ.	0.	0.	0.	0.	361.	503.	648.	792.	865.	1015.	1189.	1382	1617	1848	2099.	2275.	2473.	2566.	2622.	2579.
2. PERZ.	0.	0.	0.	0.	444.	588.	733.	879.	961.	1121.	1303.	1499.	1736.	1967.	2219.	2395.	2592.	2686.	2743.	2705.
3. PERZ.	0.	0.	0.	0.	496.	643.	788.	934.	1022.	1189.	1375.	1573.	1811.	2042.	2295.	2471.	2669.	2763.	2820.	2786.
4. PERZ.	0.	0.	0.	0.	535.	682.	827.	974.	1067.	1238.	1428.	1628.	1866.	2098.	2350.	2526.	2725.	2819.	2877.	2845.
5. PERZ.	0.	0.	0.	0.	567.	715.	860.	1008.	1104.	1279.	1472.	1673.	1912.	2143.	2396.	2572.	2771.	2865.	2923.	2893.
6. PERZ.	0.	0.	0.	0.	594.	743.	888.	1036.	1136.	1313.	1509.	1711.	1951.	2182.	2435.	2612.	2810.	2904.	2963.	2935.
7. PERZ.	0.	0.	0.	0.	617.	767.	912.	1061.	1163.	1344.	1541.	1745.	1985.	2216.	2469.	2646.	2844.	2939.	2998.	2971.
8. PERZ.	0.	0.	0.	0.	639.	789.	934.	1083.	1188.	1371.	1571.	1775.	2015.	2247.	2500.	2677.	2875.	2970.	3029.	3004.
9. PERZ.	0.	0.	0.	0.	658.	809.	954.	1104.	1211.	1396.	1597.	1802.	2043.	2275.	2528.	2705.	2903.	2998.	3057.	3033.
10. PERZ.	0.	0.	0.	0.	675.	827.	972.	1122.	1231.	1418.	1621.	1827.	2068.	2300.	2553.	2730.	2929.	3023.	3082.	3060.
20. PERZ.	0.	0.	0.	0.	808.	964.	1109.	1261.	1386.	1588.	1804.	2015.	2259.	2491.	2745.	2922.	3121.	3216.	3277.	3263.
30. PERZ.	0.	0.	0.	0.	903.	1063.	1208.	1361.	1497.	1710.	1935.	2149.	2395.	2628.	2883.	3060.	3260.	3355.	3416.	3409
40. PERZ.	0.	0.	0.	0.	984.	1147.	1292.	1446.	1591.	1815.	2047.	2264.	2512.	2745.	3000.	3178.	3378.	3473.	3536.	3534.
50. PERZ.	0.	0.	0.	0.	1060.	1225.	1370.	1526.	1680.	1912.	2151.	2372.	2621.	2854.	3110.	3288.	3488.	3584.	3647.	3650.
60. PERZ.	0.	0.	0.	0.	1136.	1303.	1448.	1606.	1769.	2009.	2255.	2480.	2730.	2963.	3220.	3398.	3598.	3695.	3758.	3766.
70. PERZ.	0.	0.	0.	0.	1217.	1387.	1532.	1691.	1863.	2114.	2367.	2595.	2847.	3080.	3337.	3516.	3716.	3813.	3878.	3891.
80. PERZ.	0.	0.	0.	0.	1312.	1486.	1631.	1791.	1974.	2236.	2498.	2729.	2983.	3217.	3475.	3654.	3855.	3952.	4017.	4037.
90. PERZ.	0.	0.	0.	0.	1445.	1623.	1768.	1930.	2129.	2406.	2681.	2917.	3174.	3408.	3667.	3846.	4047.	4145.	4212.	4240.
91. PERZ.	0.	0.	0.	0.	1462.	1641.	1786.	1948.	2149.	2428.	2705.	2942.	3199.	3433.	3692.	3871.	4073.	4170.	4237.	4267.
92. PERZ.	0.	0.	0.	0.	1481.	1661.	1806.	1969.	2172.	2453.	2731.	2969.	3227.	3461.	3720.	3899.	4101.	4198.	4265.	4296.
93. PERZ.	0.	0.	0.	0.	1503.	1683.	1828.	1991.	2197.	2480.	2761.	2999.	3257.	3492.	3751.	3930.	4132.	4229.	4296.	4329.
94. PERZ.	0.	0.	0.	0.	1526.	1707.	1852.	2016.	2224.	2511.	2793.	3033.	3291.	3526.	3785.	3964.	4166.	4264.	4331.	4365.
95. PERZ.	0.	0.	0.	0.	1553.	1735.	1880.	2044.	2256.	2545.	2830.	3071.	3330.	3565.	3824.	4004.	4205.	4303.	4371.	4407.
96. PERZ.	0.	0.	0.	0.	1585.	1768.	1913.	2078.	2293.	2586.	2874.	3116.	3376.	3610.	3870.	4050.	4251.	4349.	4417.	4455.
97. PERZ.	0.	0.	0.	0.	1624.	1807.	1952.	2118.	2338.	2635.	2927.	3171.	3431.	3666.	3925.	4105.	4307.	4405.	4474.	4514.
98. PERZ.	0.	0.	0.	0.	1676.	1862.	2007.	2173.	2399.	2703.	2999.	3245.	3506.	3741.	4001.	4181.	4384.	4482.	4551.	4595.
99. PERZ.	0.	0.	0.	0.	1759.	1947.	2092.	2260.	2495.	2809.	3113.	3362.	3625.	3860.	4121.	4301.	4503.	4602.	4672.	4721.
v. SSW =	23.	24.	25.	26.	27.	28.	29.	30.	31.	32.	33.	34.	35.	36.	37.	38.	39.	40.	41.	42.

Anzahl der Beobachtungen bei dieser Analyse, n = 8970; SEX = MÄNNLICH.

führt, da der Apgar-Index nach fünf Minuten meistens 8, 9 oder 10 betrug und somit einen sensibleren Einblick in die Adaptationsvorgänge nicht mehr zuließ. Wenn man sehr viel größere Stichproben zur Verfügung hat (Perinatalstudien), ist es sicher sinnvoll, die Apgar-Zahlen nach fünf Minuten zu analysieren (11, 23, 27).

1. Analyse der Morbidität und Mortalität in Abhängigkeit von der Gestationszeit

Abb. 3 zeigt, daß die Rate an mäßig azidotischen (pH < 7,200) und schwer azidotischen (pH < 7,100) Neonaten ganz eindeutig eine Funktion der Gestationsdauer ist: Das Azidoserisiko wird um so größer, je unreifer die Kinder sind. Der Steigerungsfaktor beträgt in dieser Studie ca. 6 (α < 0,001 für beide Variablen). Nimmt man die

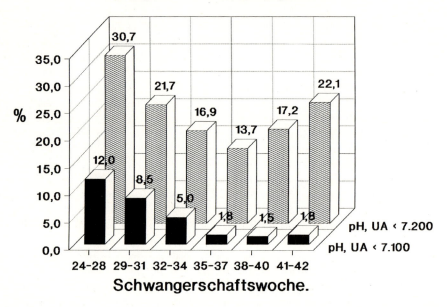

Abb. 3. Prozentuale Aziditätsziffern in der Umbilikalarterie (UA) in verschiedenen Gestationszeitperioden. Es wurden nur lebend geborene Einlinge beiderlei Geschlechts analysiert. Aufgrund der Asymmetrie der pH-Wert-Verteilungen im Nabelarterienblut ergeben sich ganz unterschiedliche Aziditätsziffern in den einzelnen, willkürlich gewählten Gestationsperioden

hypertrophen und die hypotrophen Neonaten heraus, so ergibt sich ein analoges Bild (Abb. 4): Die Absolutzahlen liegen insgesamt etwas tiefer, ohne daß sich an der Gesetzmäßigkeit etwas ändert ($\alpha < 0{,}001$ für beide Variable). In Abb. 5 und 6 ist das Verhalten der Apgar-Indizes nach einer Minute in Abhängigkeit von der Gestationsdauer, der Reife des Kindes, wiedergegeben: Man erkennt, daß bei beiden Kollektiven eine dramatische Zunahme der prozentualen Rate an nicht lebensfrisch geborenen und stark deprimierten Neugeborenen zu verzeichnen ist. 86 % der ganz kleinen Frühgeborenen kommen nicht lebensfrisch zur Welt, und mehr als jedes dritte Neugeborene weist eine schwere Depression unmittelbar nach der Geburt auf. Diese Ziffern sind nicht allein auf eine Zunahme der Schnittentbindungsfrequenz und der damit verbundenen Intubationsnarkose zurückzuführen, sondern sind vermutlich Ausdruck einer höheren mechanischen und biochemischen Sensiblität der ganz unreifen Neugeborenen. Es erhebt sich hier die Frage, ob der Apgar-Index überhaupt ein adäquater Parameter zur Beurteilung des klinischen Zustandes der kleinen und ganz kleinen Frühgeburten ist; diese Frage wird im folgenden zu diskutieren sein.

Betrachtet man die Mortalität bis zum 99. Lebenstag (alle antepartalen Todesfälle waren durch die Selektionskriterien ausgeschlossen worden), so ergeben sich die Da-

Frühgeburtlichkeit und fetale Hypotrophie – Eine Bestandsaufnahme 13

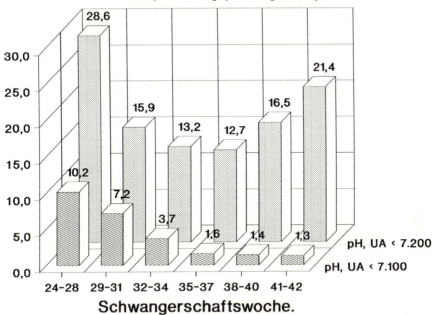

Abb. 4. Prozentuale Aziditätsziffern in der Umbilikalarterie (UA) zu verschiedenen Gestationszeitperioden. Es wurden nur eutrophe, lebend geborene Einlinge beiderlei Geschlechts analysiert

ten in Abb. 7. Die Mortalitätsziffern der reifen Kinder sind – wie in den anderen Abbildungen auch – zum Vergleich mit aufgeführt. Man erkennt den bekannten Anstieg der Gesamtmortalität bis auf Werte von 36 %. Wir haben in dieser Studie bewußt die Mortalität bis zum 99. Lebenstag analysiert, da die neonatale Mortalität die tatsächlichen Sterbeziffern nicht hinreichend exakt wiedergibt. Anhand unserer Zahlen läßt sich zeigen (Abb. 8), daß bis zum einschließlich 28. Lebenstag die Entscheidung über Tod oder Leben mit ca. 80 %iger Wahrscheinlichkeit gefallen ist. Ungefähr 1/5 aller Neugeborenen stirbt noch zu einem späteren Zeitpunkt, also nach dem 28. Tag. Nur ganz wenige Neugeborene sterben noch nach dem 3. Lebensmonat; dieser Prozentsatz (ca. 1 %) hängt wiederum von der Reife der Kinder ab, und zwar in dem Sinne, daß ganz unreife Kinder diesbezüglich ein höheres Risiko, reife Frühgeborene ein geringeres Risiko aufweisen. Unsere Zahlen waren zu klein, um hier hinreichend verläßliche, numerische Angaben machen zu können.

Die in Abb. 3 bis 8 dargestellten Morbiditäts- und Mortalitätsziffern lassen die Frage aufkommen, warum diese auffallende Abhängigkeit von der Gestationszeit zu verzeichnen ist. Geht man davon aus, daß bei jedem einzelnen Feten ein medizinischer Grund für die vorzeitige Entbindung gegeben war und daß die Interpretation der verfügbaren geburtshilflichen Daten (CTG, Hormonwerte und andere biochemi-

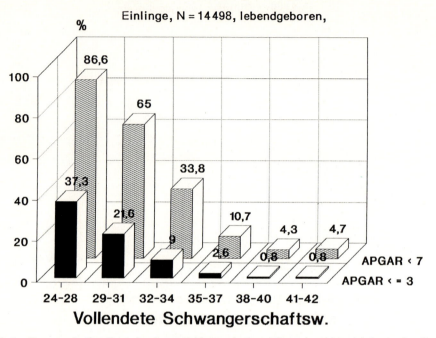

Abb. 5. Prozentuale Verteilung der Apgar-Zahlen nach einer Minute in Abhängigkeit von der Gestationszeit. Es wurden nur lebend geborene Einlinge beiderlei Geschlechts analysiert. Für beide Teilsummen sind die Veränderungen über der Gestationszeit statistisch hochsignifikant ($\alpha \ll 0{,}001$)

sche Parameter) virtuell konstant war, da diese Entscheidungen von einem kleinen Kreis von erfahrenen Geburtshelfern unter einer straffen, einheitlichen Führung erfolgten, so müssen zwei Fragen beantwortet werden:
1. Ist es denkbar, daß ein pathologisches CTG in der 27. oder 29. SSW einen anderen Stellenwert hat als in der 37. oder 38. Woche?
2. Wie sah das Spektrum der Pathologika bei jedem Fall konkret aus?

Die erste Frage kann aus den vorliegenden Daten streng genommen nicht verbindlich beantwortet werden. Hier müßten die Kardiotokogramme aller Feten sorgfältig analysiert werden, was derzeit nicht möglich ist. Wir haben jedoch an anderer Stelle (29) darauf hingewiesen, daß bei Frühgeborenen einerseits eine Dissoziation zwischen biochemischem und klinischem Status praesens zu beobachten ist und andererseits ganz unreife Feten auf eine Hypoxie rascher mit einer Azidämie reagieren als reife Neonaten. Da eine experimentelle Überprüfung dieser Arbeitshypothese aus naheliegenden Gründen nicht möglich ist, sollte der Geburtshelfer bei seinen Entscheidungen diese Hypothese im Auge behalten, da er sich so auf der „sicheren Seite" bewegt.

Frühgeburtlichkeit und fetale Hypotrophie – Eine Bestandsaufnahme 15

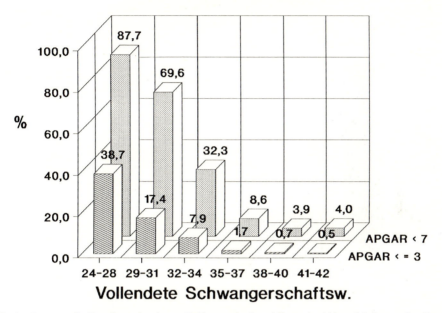

Abb. 6. Prozentuale Verteilung der Apgar-Zahlen nach einer Minute in Abhängigkeit von der Gestationszeit bei eutrophen, lebend geborenen Einlingen. Für beide Apgar-Teilsummen ist das Verhalten über der Gestationszeit statistisch hochsignifikant ($\alpha \ll 0{,}001$)

Eine eingehende Analyse der klinischen Gegebenheiten bei den 14 498 lebend geborenen Einlingen wird an anderer Stelle vorgelegt werden (30). Der Umfang des Datenmaterials würde den hier vorgegebenen Rahmen sprengen. Bei der Analyse von Apgarzahl-Verteilungen stellt sich die Frage nach der medikamentös bedingten Depression, also dem Einsatz von Medikamenten und Narkotika. Wir haben in diesem Zusammenhang den Geburtsmodus bei den 1981 Frühgeborenen untersucht (Abb. 9): Es zeigte sich, daß die Sectio-Rate bis hinunter zur 29./30. Woche stetig zugenommen hat, während bei den ganz kleinen Frühgeborenen (24. bis 28. Woche) die Schnittentbindungsrate wiederum abrupt absank.

Die prozentuale Rate an Zangenentbindungen stiegt dagegen auf über 17 % an. Vakuumextraktionen wurden bei den kleinen Frühgeborenen keine durchgeführt. Aus diesen Zahlen kann man unschwer ablesen, daß der Geburtshelfer im damaligen Zeitraum bei einem Feten in der 27. oder gar 26. Woche nicht mehr so bereitwillig eine Schnittentbindung durchgeführt hat, da damals offenbar die Meinung vorherrschte, daß die Überlebenschance eines 700 oder 800 g schweren Kindes einen solchen Eingriff nicht rechtfertige. Man ließ die Kinder häufiger spontan kommen und

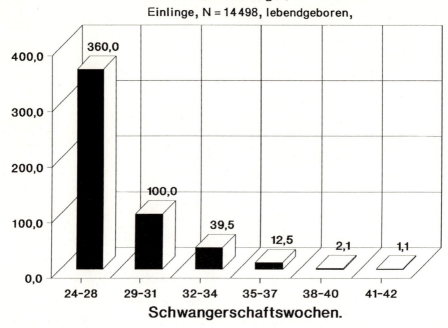

Abb. 7. Mortalität (‰) bis zum 99. Lebenstag in Abhängigkeit von der Gestationszeit. Ca. 1 % der Neugeborenen sterben noch zu einem späteren Zeitpunkt, wobei die Todesursache nicht immer in kausalem Zusammenhang mit der Unreife steht

verkürzte dann in einem relativ hohen Prozentsatz der Fälle die Austreibungsperiode durch eine Zangenentbindung. Diese Einstellung hat sich in der Zwischenzeit deutlich gewandelt und ist im deutschsprachigen Raum auf die grundlegenden Untersuchungen von Mentzel (24, 25) und von Löwenich (22) zurückzuführen. In der vorliegenden Studie läßt sich daher das Ansteigen der prozentualen Rate an tiefen und ganz tiefen Apgarzahlen mit sinkender Gestationsdauer nicht unmittelbar und ganz eindeutig auf den Geburtsmodus zurückführen. Gleichwohl ist natürlich bekannt (10) und auch anhand unserer Daten leicht nachweisbar (Abb. 10), daß bei gleicher Azidämie (aktuelles pH in der Umbilikalarterie) die Apgarzahl-Verteilungen bei Kindern, die vaginal spontan zur Welt gekommen sind, im Vergleich mit den Ziffern von Neugeborenen nach Schnittentbindung signifikante Differenzen aufweisen. Diese Differenzen sind eindeutig auf die Schnittentbindung und die ITN-Narkose selbst zurückzuführen. Solche Differenzen lassen sich auch für andere Aziditätsgruppen aufzeigen.

Zusammenfassend bleibt das Phänomen, daß die Gestationszeit nicht nur für die Mortalität, sondern auch für die Morbidität der Neugeborenen ein markanter Risikofaktor ist, der im geburtshilflichen Management offenbar mehr als bisher beachtet

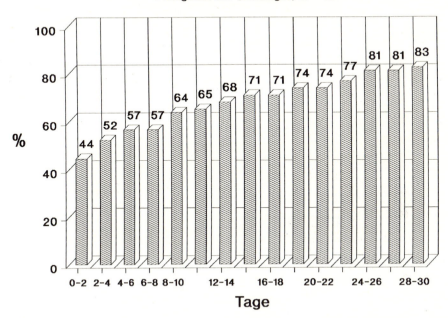

Abb. 8. Prozentuale Sterberate von 69 Frühgeborenen bis zum 28. Lebenstag einschließlich. Ca. 20 % aller lebend geborenen Einlinge, die vor der 38. SSW zur Welt kommen, sterben nach dem 28. Lebenstag!

werden muß. Die Tatsache, daß trotz eines vermeintlich optimalen geburtshilflichen Vorgehens die Azidoseziffern und die Apgarzahlen eine so eklatante Abhängigkeit von der Gestationszeit aufweisen, legt zumindest die Vermutung nahe, daß wir in unserem geburtshilflichen Vorgehen umdenken müssen.

Die Frage, die sich hier anschließt, lautet: Gibt es innerhalb der Gruppe der Frühgeborenen Neonaten, die ein besonders hohes Risiko aufweisen und sind dies vielleicht die hypotrophen Frühgeborenen?

2. Analyse der Mortalität und Morbidität in Abhängigkeit von den Gewichtszentilen

Will man eine analoge Analyse auf dem Boden der Gewichtszentilen durchführen, muß man naturgemäß auch hier eine Gruppenbildung vornehmen. Wir haben willkürlich fünf Gruppen gebildet, die in Tab. 8 wiedergegeben sind. In einem ersten

Tab. 8. Zentilen

0 – 9,9
10 – 29,9
30 – 59,9
60 – 79,9
80 – 99,9

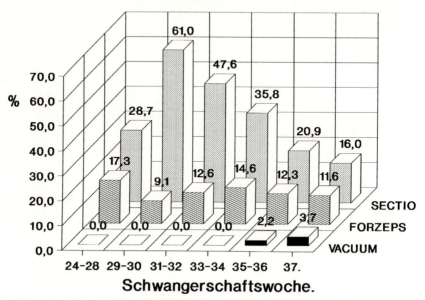

Abb. 9. Prozentuale Häufigkeit verschiedener, operativer Entbindungsverfahren in Abhängigkeit von der Gestationsdauer bei 1981 Frühgeburten der Jahre 1976 bis 1985

Schritt wurden 12 517 lebendgeborene Einlinge, die alle reif geboren wurden (38. bis 42. SSW), analysiert: Abb. 11 zeigt, daß die Azidoseziffern eine leichte Abhängigkeit vom Grad der Hypotrophie erkennen lassen in dem Sinne, daß mit zunehmender Mangelentwicklung das Azidoserisiko erwartungsgemäß ansteigt. Die numerischen Differenzen sind für die pH-Werte unter 7,100 signifikant ($\alpha < 0,025$), für den Prozentsatz an pH-Werten unter 7,200 nicht mehr signifikant. Der klinische Zustand des Neugeborenen eine Minute nach der Geburt zeigt wider Erwarten eine sehr viel klarere Abhängigkeit von der intrauterinen Gewichtsentwicklung (Abb. 12): Hier zeigt sich, daß die eutrophen Kinder die besten Indizes aufweisen, während die hypotrophen und hypertrophen Neugeborenen mit einem höheren Risiko belastet sind (Apgar 1 < 3: $\alpha < 0,05$, Apgar < 7: $\alpha < 0,005$). Diese Differenzen sind nicht auf unterschiedliche Sectio-Raten oder einen unterschiedlichen Verbrauch an Medikamenten unter der Geburt zurückzuführen: Die Sectio-Rate betrug in allen fünf Gruppen ziemlich konstant 10,5 % und der Medikamentenverbrauch war bei den 12 000 Geburten gleich verteilt. Die beobachteten Differenzen müssen daher wohl auf eine reduzierte mechanische Belastbarkeit und andere, noch nicht hinreichend bekannte Faktoren zurückgeführt werden.

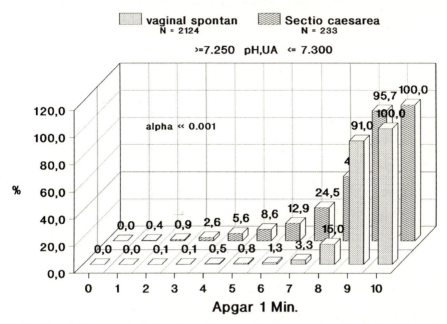

Abb. 10. Kumulative prozentuale Verteilung der Apgar-Zahlen nach einer Minute bei Kindern nach Spontangeburt und Schnittentbindung. Es wurden nur erst- und zweitgebärdende Patientinnen mit Einlingsschwangerschaft untersucht. Alle Kinder hatten ein aktuelles pH in der Umbilikalarterie zwischen 7,250 und 7,300. Die Unterschiede der Apgarzahl-Verteilungen sind statistisch hochsignifikant ($\alpha \ll 0{,}001$). Bei allen Schnittentbindungen wurde eine Intubationsnarkose durchgeführt

Versucht man eine analoge Analyse auch bei den Frühgeborenen durchzuführen, so muß man gezwungenermaßen größere Gruppen bilden, um noch ausreichend große Fallzahlen beizubehalten: Wir haben eine Gruppe von 1726 Frühgeborenen, die zwischen der 33. und 37. Woche zur Welt kamen, und eine Gruppe von 255 Frühgeborenen, die zwischen der 24. und 32. Woche das Licht der Welt erblickten, gebildet. Die Abb. 13 und 14 zeigen das Verhalten der Azititätsziffern und der Apgarindizes bei den „reifen" Frühgeburten: Es fällt auf, daß die Absolutzahlen etwas höher liegen im Vergleich mit den Reifgeborenen und daß auch hier eine Abhängigkeit vom Ausmaß der intrauterinen Mangelentwicklung – wenn auch mit Mühe – zu erkennen ist. Die Mortalitätsziffern wurden bewußt nicht weiter analysiert, da die Zahlen pro Gruppe zu klein waren.

Eindrucksvoller ist die Abhängigkeit bei den ganz kleinen Frühgeburten (Abb. 15): Hier steigen die Azititätsziffern in Abhängigkeit von der Mangelentwicklung auf ungewöhnlich hohe Werte an. Nach unseren Zahlen haben hypotrophe und zugleich

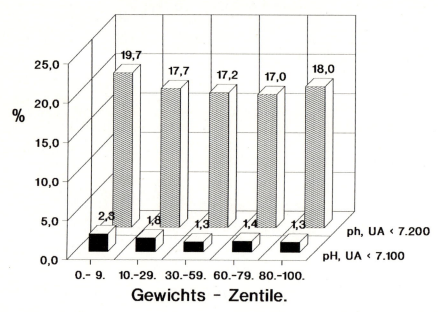

Abb. 11. Prozentuale Rate an pH-Werten in der Umbilikalarterie (UA) in Abhängigkeit von der Gewichtszentile. Es wurden 12 517 lebend geborene Einlinge analysiert, die zwischen der 38. und 42. SSW zur Welt kamen. Man beachte den relativ geringen Effekt der Hypotrophie auf die Aziditätsziffern

extrem prämature Neonaten ein Azidoserisiko von ca. 22 % (pH < 7,100, α < 0,05; pH < 7,200, α < 0,025).

Die Apgarzahlen dieser kleinen Kinder liegen insgesamt sehr ungünstig und lassen eine Abhängigkeit von der Hypotrophie nicht mehr eindeutig erkennen (α: n. s.). Die bisher dargelegten Daten machen es wahrscheinlich, daß eine Kontinuität, ein Trend im Verhalten der Morbiditätsparameter über das gesamte Spektrum der physischen intrauterinen Entwicklung hinweg nachweisbar ist. Unsere Einteilung in hypotrophe und eutrophe Neugeborene anhand der 10. Gewichtsperzentile wird den von der Natur gegebenen Phänomenen offenbar nur unbefriedigend gerecht. Dasselbe gilt für alle anderen Trennungskriterien, nach denen zwischen Mangelgeburten und normal entwickelten Neugeborenen unterschieden wird (z. B. $\overline{X} - 2\,SD$). Nach unseren Zahlen hat ein Frühgeborenes der 30. SSW, das der 20. Gewichtszentile angehört, ein anderes Azidoserisiko als ein Kind gleicher Reife der 90. Perzentile.

Im Rahmen dieser Analyse ist uns ein Tatbestand aufgefallen, der eine gewisse klinische Bedeutung haben mag: Untersucht man die Paritätsverteilung in Abhängigkeit von den Gewichtsperzentilen (Abb. 16), so findet man eine lineare Zunahme des

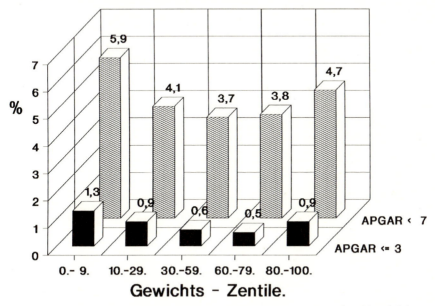

Abb. 12. Prozentuale Rate an Apgar-Zahlen < 7 und < 3 nach einer Minute in Abhängigkeit von der Gewichtszentile. Man erkennt die Zunahme der Rate an tieferen Apgarzahlen mit zunehmender Hypotrophie und auch Hypertrophie

Prozentsatzes an Erstgebärenden mit Absinken der Gewichtsperzentilen ($\alpha < 0{,}001$, $\chi^2 = 163{,}2$). Umgekehrt stößt man auf eine lineare Zunahme des Prozentsatzes an Zweit- und Drittgebärenden mit steigenden Zentilen (Abb. 17). Lediglich bei der Fünftpara scheint sich diese Abhängigkeit zu verlieren. Selbst wenn bei dieser Analyse viele Kofaktoren, die die Mangelentwicklung bekanntlich mit verursachen, nicht in adäquater Weise berücksichtigt werden konnten, bleibt für den Kliniker die Feststellung, daß besonders die Erstgebärenden sorgfältig in Hinblick auf eine intrauterine Mangelentwicklung überwacht werden müssen.

Ein weiterer Befund verdient erwähnt zu werden: Bei Durchsicht der Daten fiel auf, daß die prozentuale Rate an Nabelschnurumschlingungen ebenfalls eine signifikante Abhängigkeit von der Zentilengruppierung aufweist ($\alpha < 0{,}01$). Hypertrophe Neugeborene haben offenbar generell seltener Nabelschnurumschlingungen als hypotrophe Neonaten. Dies mag mit einer höheren Beweglichkeit der kleinen, körperlich unterentwickelten Feten zusammenhängen. Ob hier in der Tat ein kausaler Zusammenhang vorliegt, erscheint zumindest fraglich und läßt sich aus einer solchen statistischen Analyse prinzipiell nicht ableiten. Da jedoch die intrauterine Mangel-

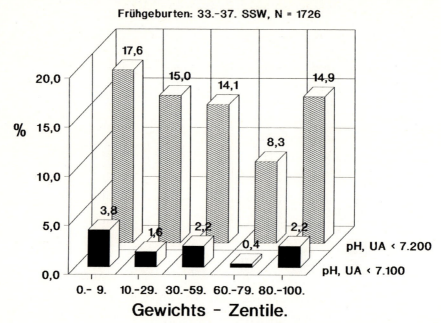

Abb. 13. Prozentuale Rate an pH-Werten in der Umbilikalarterie (UA) unter 7,200 und unter 7,100 in Abhängigkeit von der Gewichtszentile bei Frühgeborenen der 33. bis 37. SSW (vordere Säulengruppe: α = n. s., hintere Säulengruppe: α = n. s.)

entwicklung in vielen Fällen mit einer Oligo- bis -anhydramnie einhergeht, die ihrerseits die umbilikale Durchblutung ungünstig beeinflussen kann, erscheint es wichtig, an dieses zusätzliche, potentielle Risiko der Nabelschnurkomplikation bei Hypotrophie zu denken (Abb. 18).

Kommentar

Die übliche Quantifizierung der Neugeborenenmorbidität aufgrund der aktuellen pH-Werte im Nabelarterienblut und der Apgarindizes wirft prinzipielle, schwer lösbare Probleme auf:
1. Jeder Geburtshelfer weiß, daß mit sinkender Gestationsdauer die Gewinnung von Nabelschnurblut immer schwieriger wird. Bei den asphyktischen Frühgeborenen gelingt es häufig nur in Einzelfällen, postpartal Nabelschnurblut oder Blut aus der Plazenta zu gewinnen. Daraus resultiert, daß die vorgelegten Zahlen die tatsächliche Situation nur unvollkommen widerspiegeln; es ist zu befürchten, daß die

Frühgeburtlichkeit und fetale Hypotrophie – Eine Bestandsaufnahme 23

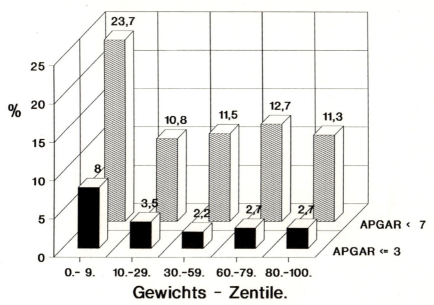

Abb. 14. Prozentuale Rate an Apgar-Zahlen nach einer Minute unter bzw. = 3 bei Frühgeborenen der 33. bis 37. SSW. Eine eindeutige Abhängigkeit der Apgarzahlen ist nicht mehr zu erkennen (α: n. s.)

Rate an azidotischen Frühgeborenen noch deutlich höher liegt (18) als in dieser Serie, da nur eine Auswahl von Neonaten tatsächlich durchgemessen werden konnte.

2. Ganz ähnliche Schwierigkeiten tauchen bei Verwendung des Apgar-Indexes bei kleinen und ganz kleinen Frühgeborenen auf: Der wissenschaftliche Umgang mit Apgar-Zahlen wird häufig belächelt, selbst wenn diese Ziffern von unabängigen, erfahrenen Neonatologen bestätigt wurden. Dies mag in gewissem Umfang verständlich sein, behindert aber unser perinatologisches Arbeiten. Virginia Apgar selbst hat nie einen Zweifel daran gelassen, daß ihr Index auch für kleine und ganz kleine Frühgeburten gilt (2). Sie hat im Jahre 1958 als erste eine Indexverteilung bei 1642 Frühgeborenen vorgelegt und schreibt in der Zusammenfassung (am Ende der Arbeit): „This method of evaluation is useful in analysing premature infants." Natürlich war Frau Apgar schon 1958 die prinzipiell andere Indexverteilung bei Frühgeborenen aufgefallen. Sie ist auf diesen Zusammenhang allerdings nie in extenso eingegangen.

Druzin (13) hat kürzlich in einem Editorial darauf hingewiesen, daß ein lebensfrisches Frühgeborenes nur einen Score von maximal 7 erreichen könne, da die Haut

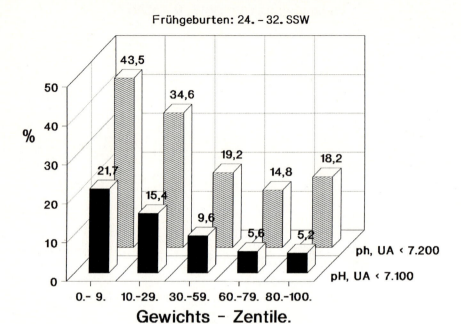

Abb. 15. Aziditätsziffern bei Frühgeburten der 24. bis 32. vollendeten Schwangerschaftswoche in Abhängigkeit von der Gewichtszentile. Das Verhalten beider Aziditätsziffern ist statistisch signifikant

niemals ganz rosig, der Muskeltonus immer deutlich verringert und die Reflexirritabilität nicht in der gewohnten Weise auslösbar seien. Dies ist streng genommen wohl richtig, wenn man ein Frühgeborenes mit einem reifen Kind (ca. 3400 g) vergleicht, geht aber an der klinischen Realität vorbei: Auch ein noch unerfahrener Geburtshelfer ist in der Lage, ein lebensfrisches Frühgeborenes, das ca. 1200 g wiegt, von einem deutlich deprimierten, 1200 g schweren Kind zu unterscheiden und diese Differenz mit Hilfe der fünf Vitalitätszeichen nach Apgar zu quantifizieren. Alle Lebensäußerungen kleiner Frühgeburten sind naturgemäß sehr viel zarter und feiner; dies kann von einem erfahrenen Neonatologen in jedem Fall berücksichtigt werden. In der vorliegenden Studie kamen immerhin 13 % der Frühgeborenen völlig lebensfrisch zur Welt. Virginia Apgar (2) hat 9,4 % ihrer 1642 Frühgeborenen (< 2500 g) mit Apgar 10 und weitere 21,9 % mit Apgar 9 benotet. Es scheint daher möglich und auch sinnvoll zu sein, bei den kleinen Kindern die Kriterien des Apgar-Schemas zur Anwendung zu bringen, selbst wenn die klinischen Konturen der einzelnen Indexsummanden durch die Unreife etwas verwischt werden. Schließlich bleibt festzustellen, daß es bisher keine international anerkannte Alternative zum Apgar-Index gibt.

Frühgeburtlichkeit und fetale Hypotrophie – Eine Bestandsaufnahme 25

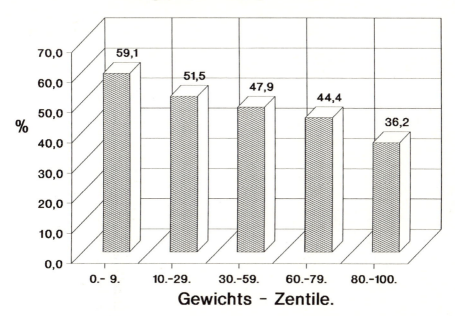

Abb. 16. Verhalten der prozentualen Häufigkeit an Erstgebärenden in Abhängigkeit von der Gewichtszentile der Neonaten. Diese Abhängigkeit ist statistisch hochsignifikant ($\alpha \ll 0{,}001$). Dieser Befund hat nur Gültigkeit, wenn man davon ausgeht, daß die Kindsgewichte keine Abhängigkeit von der Parität erkennen lassen. Dies trifft tatsächlich nicht zu. Es ist daher sinnvoll, kindliche Gewichtsperzentilen für jede Parität separat zu berechnen! Eine genaue Analyse findet sich an anderer Stelle (30)

3. Die Berechnung von Gewichtsperzentilen unter Zuhilfenahme der Mittelwerte und der Standardabweichungen, d. h. konkret der e-Funktionen, ist konzeptionell zwar einfach, aber doch rechenintensiv. Nach unseren Berechnungen ist es zulässig, von einer Normalverteilung der Kindsgewichte in individuellen Schwangerschaftswochen auszugehen. Viele Autoren (1, 14, 21, 36) haben durch Verwendung von Mittelwert und Standardabweichung bei der Definition der „Small-for-date"-Kinder eine Normalverteilung der Kindsgewichte bewußt oder unbewußt akzeptiert; das Vorgehen ist also im Prinzip nicht neu, wenngleich die statistischen Schlußfolgerungen in diesen Arbeiten bisher nicht wahrgenommen wurden. Kyank (19) hat schon 1975 in einer eindrucksvollen Studie auf die Normalität der Gewichtsverteilung hingewiesen und Perzentilen aus Mittelwert und Standardabweichungen berechnet.

Tatsächlich erleichtert man sich mit Definitionen, die Mittelwerte und Standardabweichungen verwenden, die rechnerische Arbeit erheblich. Der Grund ist leicht erkennbar: Der Autor hat ein Computerprogramm entwickelt, mit dem

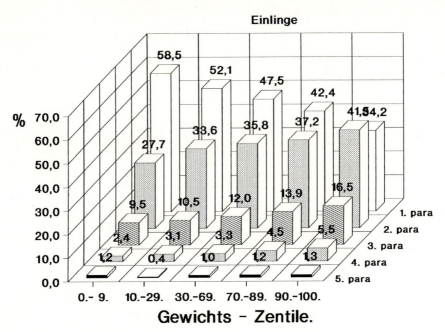

Abb. 17. Prozentuale Häufigkeitsverteilung der Paritäten bei 13 464 lebend geborenen Einlingen. Diese Analyse wurde zu einem Zeitpunkt durchgeführt, in dem der Umfang der Datenbank der UFK Tübingen noch kleiner war. Die Zahlen weichen nur unwesentlich von jenen aus Abb. 16 ab. Die Abbildung läßt erkennen, daß Gewichtsperzentilen für die einzelnen Paritäten gesondert berechnet werden sollten, da Erstgeborene andere Gewichtsverteilungskurven aufweisen als z. B. Fünftgeborene. Eine eingehende Analyse findet sich an anderer Stelle (30)

beliebige Perzentilen ohne Mittelwertbildung berechnet werden können. Der mathematische Aufwand dabei ist insofern nicht zu unterschätzen, als die Kindsgewichte aller Neugeborenen einer Gestationsperiode in den Hauptspeicher transferiert werden müssen, da ja eine Rangierung der Daten unabdingbar notwendig ist. Wenn man für die Berechnung nur einer Gewichtszentile 10 000 oder gar 20 000 Kindsgewichte in den Hauptspeicher einlesen, elektronisch rangieren und dann weiter bearbeiten muß, wird die Zahl der Rechenoperationen naturgemäß immens und die Rechenzeit entsprechend hoch. Bei Verwendung noch größerer Kollektive, wie sie in den Perinatalstudien anfallen, stößt man auch bei größeren Rechenanlagen auf nahezu unüberwindliche Schwierigkeiten. Mittelwert und Standardabweichungen der Kindsgewichte für individuelle Schwangerschaftswochen müssen nur einmal berechnet werden und stehen dann computerintern jederzeit zur Verfügung; eine rasche Berechnung von Zentilen wird dergestalt erheblich erleichtert.

Da man eine Perzentilentabelle, wie sie in Tab. 5, 6 und 7 wiedergegeben ist, mit beliebiger Genauigkeit berechnen und herausdrucken kann, entfällt natürlich der

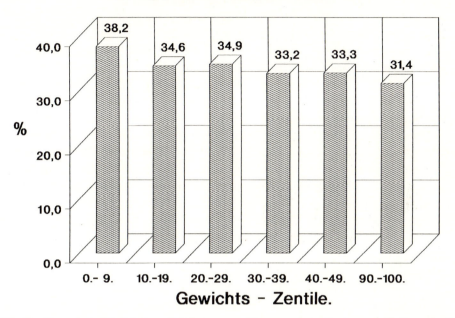

Abb. 18. Prozentuale Häufigkeit an Nabelschnurumschlingungen bei reif geborenen Einlingen in Abhängigkeit von der Gewichtszentile. Man beachte, daß bei den hypertrophen Kindern (90. bis 100. Zentile) nur in 31,4 % Nabelschnurumschlingungen erkennbar waren.

in dieser Studie notwendige Integrationsvorgang bei der Bestimmung der Perzentilen einzelner Kindsgewichte. Für praktische Zwecke erscheint es völlig ausreichend, bei Eutrophie in 10 %-, bei Hypo- und Hypertrophie in 1 %-Schritten eine Klassifizierung vorzunehmen. Man tut gut daran, bei dieser Klassifizierung das Geschlecht des Kindes zu berücksichtigen.

4. Die vorliegenden Daten machen deutlich, daß die intrauterine Gewichtsentwicklung einen kontinuierlichen Einfluß auf die beiden untersuchten Parameter, Apgarindex und aktuelles pH im Nabelarterienblut, hat. Die Grenzziehung bei der 10. oder 5. Perzentile hat also durchaus etwas Willkürliches und wird durch die Phänomene selbst nicht nahegelegt. Dieser Tatbestand wird noch deutlicher, wenn man nicht, wie hier geschehen, Neugeborene, die größeren Zentilengruppen angehören, zusammenfaßt, sondern wenn man das „Auflösungsvermögen" erhöht und nur Neonaten z. B. unterhalb der 10. Gewichtsperzentile einer Gestationsperiode untereinander vergleicht. Auch hier zeigt sich eindeutig, daß eine klar erkennbare Kontinuität vorhanden ist in dem Sinne, daß ein Neugeborenes zwischen der 0. bis 2. Perzentile eine schlechtere Prognose hat als ein Kind zwischen der

8. bis 10. Zentile. Der Risikoanstieg innerhalb dieser Zentilengruppe scheint nicht linear, sondern exponentiell zu sein.
5. Die Daten der vorliegenden Studie machen weiterhin deutlich, daß bei zunehmender Hypertrophie ein statistisches Risiko nachweisbar wird. Dies gilt besonders für den Prozentsatz von pH-Werten unter 7,200. Erwartungsgemäß handelt es sich um eine asymmetrische Risikoverteilungsfunktion, deren Minimum um die 50. Gewichtsperzentile herum liegen dürfte. Ähnliche Funktionen sind ja auch für die perinatale Mortalität an großen Kollektiven erarbeitet worden (7).

Es ist anzunehmen, daß andere Untersucher anhand eines ähnlich umfangreichen und sorgfältig erhobenen Datenmaterials zu etwas anderen Absolutzahlen kommen werden. Dies hängt mit einer Fülle nicht exakt definierbarer und quantifizierbarer Faktoren zusammen, die in jeder geburtshilflichen Statistik unweigerlich enthalten sind wie z. B. die Erfahrung des Geburtshelfers, sein manuelles Geschick etc. Gleichwohl ist das Phänomen der steigenden Azidoseziffern und des zunehmenden neonatalen Depressionsrisikos mit sinkender Gestationsdauer trotz optimaler Betreuung ein Tatbestand, der den Kliniker beeindrucken muß. Insbesondere das quasi sprunghafte Ansteigen der Azidoseziffern in allen Zentilengruppen bei den Frühgeborenen unterhalb der 33. SSW muß in der täglichen klinischen Arbeit bedacht werden: Eine Azidoseziffer von über 5 % bei eutrophen, kleinen Frühgeborenen erscheint erschreckend hoch. Diese Zahl steigt auf fast 22 %, wenn sich zur Frühgeburtlichkeit auch eine intrauterine Mangelentwicklung hinzugesellt. Da bekannt ist, daß das aktuelle pH im Nabelarterienblut und die Apgarzahlen einen guten prognostischen Faktor für die gesamte weitere Entwicklung des Frühgeborenen darstellen (11, 26, 27, 37), müssen alle Bemühungen darauf gerichtet sein, den Geburtsmodus und das geburtshilfliche Management der hypotrophen Frühgeborenen adäquat zu gestalten. Die Daten legen eine Individualisierung des geburtshilflichen Vorgehens in Abhängigkeit von der klinischen Reife und vom intrauterinen Entwicklungszustand nahe. Konkret bedeutet dies, daß eine anstehende Frühgeburt in der 32. Woche, bei der das Kind in Schädellage liegt und deutliche Zeichen einer intrauterinen Mangelentwicklung aufweist, primär nicht vaginal angegangen wird, sondern daß man eine Schnittentbindung ins Auge faßt. Umgekehrt wird man bei idealen Ausgangsbedingungen (eutrophes Wachstum, geringer Weichteilwiderstand, ausreichende Fruchtwassermenge) die Geburt eines kleinen Kindes aus Schädellage zuversichtlich vaginal angehen können.

Bei gegebener intrauteriner Mangelentwicklung und Frühgeburtlichkeit wird man wohl prinzipiell aktiv vorgehen, da die Toleranzbreite dieser Feten von Haus aus gering ist und Oligoanhydramnie in Verbindung mit Nabelschnurumschlingungen und einer häufig manifesten respiratorischen Plazentainsuffizienz ernstzunehmende Risikofaktoren darstellen (6). Wartet man in solchen Fällen auf eine manifeste CTG-Pathologie, so hat man häufig „das Rennen bereits verloren"; das Frühgeborene wird einen pH-Wert um 7,150 und eine reduzierte Apgar-Zahl nach einer Minute aufweisen und damit nach unseren eigenen Zahlen (29) eine deutlich schlechtere Prognose haben. Ein guter Start bedeutet für ein kleines Frühgeborenes daher fast alles (6).

Es wird breit angelegter, prospektiver Untersuchungen bedürfen, um herauszufinden, welcher Geburtsmodus, welches geburtshilfliche Management insgesamt in den einzelnen Gestations- und Zentilengruppen die besten Resultate zeitigt. Der Trend hin zu einem prospektiven geburtshilflichen Management, im Rahmen dessen der Geburtshelfer *agiert* und nicht mehr *reagiert* (z. B. auf ein pathologisches CTG), ist schon jetzt unverkennbar.

Zusammenfassung

1. Frühgeburtlichkeit und intrauterine Mangelentwicklung können durch den Einsatz statistischer Verfahren klar voneinander getrennt werden; dies ist auf die Normalverteilung der Kindsgewichte zurückzuführen.
2. Mit sinkender Gestationszeit nimmt nicht nur die Mortalität, sondern auch die Morbidität der Neugeborenen signifikant zu: Die Azidoseziffer steigt fast um einen Faktor 6 an.
3. Bei gegebener klinischer Reife zeigen die Azidoserate (%) und die prozentuale Rate an tiefen Apgar-Zahlen eine Abhängigkeit von der intrauterinen Entwicklung: Hypotrophe und hypertrophe Kinder sind stärker belastet als eutrophe Neonaten.
4. Je unreifer ein Neugeborenes ist, um so mehr kommt die intrauterine Mangelentwicklung klinisch zum Tragen.
5. Nabelschnurumschlingungen kommen bei hypotrophen Feten häufiger vor als bei eutrophen und hypertrophen Kindern.
6. Besonders das Kind der Erstgebärenden scheint durch eine intrauterine Mangelentwicklung gefährdet zu sein.

Literatur

1. Adomßent S, Löscher H, Kruse HJ, Herre H-D, Plesse R. Ergebnisse einer Normalwerterhebung an Neugeborenen in der DDR. Zbl Gynäk 1975; 97: 1099–1104.
2. Apgar V, Holaday DA, James LS, Weisbrot IM, Berrien C. Evaluation of the newborn infant – second report. JAMA 1958; 168: 1985–1988.
3. Battaglia FC, Frazien MT, Hellegers AE. Birth weight, gestational age and pregnancy outcome with special reference to high birth weight – low gestional age infants. Pediatrics 1966; 37: 717.
4. Battaglia FC, Lubchenco LO. A practical classification of newborn infants by weight and gestational age. 1967; 71: 159–163.
5. Bolte A, Eibach HW, Gladtke E, Günther H, Hamm W, Mand-Kramer S, Schauseil-Zipf U, Schlensker K-H, Stenzel B. Die kindliche Entwicklung nach schwerer intrauteriner Wachstumsretardierung – Ergebnisse von Follow-up-Studien. Geburtsh Frauenheilk 1987; 47: 525–532.
6. Bolte A, Fuhrmann U, Hamm W, Kusche M, Schlensker K-H, Stenzel B. Geburtshilfliches Management bei schwerer fetaler Wachstumsretardierung. Geburtsh Frauenheilk 1987; 47: 518–524.

7. Butler NR, Alberman ED. In: Perinatal Problems: The second report of the British Perinatal Mortality Survey. Churchill Livingstone. Edinburgh, 1969.
8. Conney IO, Fitzharding PM. Handicaps in the preterm small-for-gestational age infant. Pediatrics 1979; 94: 779–784.
9. Chiswick ML. Intrauterine growth retardation. Brit Med J 1985; 291: 845–847.
10. Crawford SJ. Principles and practice of obstetric anaesthesia. Third edition, Blackwell scientific publications. Oxford 1965.
11. Drage IS, Kennedy C, Berendes H, Schwarz BK, Weiss W. The Apgar score as an index of infant morbidity. Develop Med Child Neurol 1966; 8: 141–148.
12. Drage IS, Kennedy C, Schwarz BK. The Apgar score as an index of neonatal mortality. Obstet Gynecol 1964; 24: 222–230.
13. Druzin M. Neonatal depression and birth asphyxia in the low birthweight neonate. Am J of Perinat 1988; 5: 186.
14. Hagberg G, Hagberg B, Olow I. The changing panorama of cerebral palsy in Sweden 1954–1970. III The importance of foetal deprivation of supply. Acta Paediatr Scand 1976; 65: 403.
15. Hohenauer L. Intrauterine Wachstumskurven für den deutschen Sprachraum. Z Geburtshilfe Perinat 1980; 184: 167–175.
16. Klingmüller-Ahting U, Saling E, Giffei I. Frühgeburt und intrauterine Mangelentwicklung. Gynäkologe 1975; 8: 186–197.
17. Koops BL, Morgan IM, Battaglia FC. Neonatal mortality risk in relation to birth weight and gestational age: Update. Pediatrics 1982; 101: 969–977.
18. Kubli F, Rüttgers H, Grothe W. Überwachung des „kleinen" Frühgeborenen. In: Klinisches Management des „kleinen" Frühgeborenen (< 1500 g). Huch A, Huch R, Duc G, Rooth G (Hrsg.). Thieme, Stuttgart 1982, S. 114–121.
19. Kyank H, Herre HD, Kruse HJ, Löscher H, Ketscher K-D, Plesse R. Ergebnisse einer Normalwerterhebung Neugeborener in der DDR. I. Mitteilung: Geburtsgewicht, Geburtslänge. Zbl Gynäk 1975; 97: 129–137.
20. Langnickel D. Shoulder dystocia. In: Langnickel D (Hrsg). Problems of the pelvic passage way. Berlin, Heidelberg, New York: Springer 1987; S. 102–108.
21. Laurin J, Persson P-H, Polberger S. Perinatal outcome in growth retarded pregancies dated by ultrasound. Acta Obstet Gynecol Scand 1987; 66: 337–343.
22. Loewenich von V, Halberstadt E. Prevention of intraventricular hemorrhage: Role of atraumatic birth and sedation. In: Perinatal events and brain damage in surviving children. Kubli F, Patel N, Schmidt W, Linderkamp O (Hrsg.). Berlin, Heidelberg, New York: Springer 1988; S. 228–234.
23. Mellits ED, Holden KR, Freeman JM. Neonatal Seizures II. A multivariate analysis of factors associated with outcome. Pediatrics 1982; 70: 177–185.
24. Mentzel H. Sectio bei Frühgeburt aus der Sicht des Neonatologen. Indikation und Grenzen. Gynäkologe 1984; 17: 243–249.
25. Mentzel H. Das sehr unreife Frühgeborene. Gynäkologe 1987; 20: 48–51.
26. Naeye RL. How and when does antenatal hypoxia damage fetal brains? In: Perinatal events and brain damage in surviving children. Kuli F, Patel N, Schmidt W, Linderkamp O (Hrsg.). Berlin, Heidelberg, New York: Springer 1988; S. 70–80.
27. Nelson KB, Ellenberg JH. Apgar scores as predictors of chronic neurologic disability. Pediatrics 1981; 68: 36–44.
28. Riegel K, Versmold H. Das Neugeborene. In: Schwangerschaftsberatung und Perinatologie. Berg D (Hrsg.). Thieme, Stuttgart 1988.
29. Roemer VM. Gibt es ein von der Gestationszeit abhängiges Azidoserisiko? Geburtsh Frauenheilk 1989; 49: 529–535.
30. Roemer VM, Bühler K, Kieback DG. Gestationszeit und Geburtsgewicht. 1. Mitteilung: Intrauterine Wachstumskurven. Z Geburtsh Perinat 1990; 194: 241–253.
31. Roemer VM. Übergewichtigkeit und klinisches Risiko (in Vorbereitung).
32. Saling E. Prämaturitäts- und Dysmaturitäts-Präventions-Programms (PDP-Programm). In: Perinatale Medizin Band III. Saling E und Dudenhausen JW (Hrsg.). Thieme Stuttgart 1972.
33. Schauseil-Zipf W, Hamm W, Bolte A, Gladtke E. Langzeitprognose von Kindern nach schwerer intrauteriner Wachstumsretardierung. In: Hochrisikoschwangerschaft. Bolte A, Wolff F (Hrsg.). Steinkopff-Verlag, Darmstadt 1989, S. 119–128.

34. Schmidt W, Hendrik J. Frühgeburt und Mangelgeburt. In: Hochrisikoschwangerschaft. Bolte A, Wolff F (Hrsg.). Steinkopff-Verlag, Darmstadt 1989, S. 17–30.
35. Walker EM, Patel NB. Mortality and morbidity in infants born between 20 and 28 weeks gestation. Brit J Obstet Gynaecol 1987; 94: 670–674.
36. Wennergren M, Karlsson K. A scoring system for antenatal identification of fetal growth retardation. Brit J Obstet Gynaecol 1982; 89: 520.
37. Wennergren M, Krantz M, Hjalmarson O, Karlsson K. Low Apgar score – a risk factor for respiratory disturbance in the newborn infant. J Perinat Med 1987; 15: 153–160.
38. Wulf K-H. Risikofaktoren während Schwangerschaft und Geburt. Der Frauenarzt 1988; 7: 771–780.

Der Neonatologe im Umgang mit dem untergewichtigen Kind. Zusammenarbeit mit dem Geburtshelfer aus der Sicht des Neonatologen

H. Mentzel

Im Umgang mit dem untergewichtigen Kind sind in den vergangenen 15 bis 20 Jahren im Perinatalzentrum Tübingen wie auch in anderen Zentren große Veränderungen eingetreten. Bevor diese Veränderungen im einzelnen dargestellt werden, soll ein kurzer Überlick über das heute in der Bundesrepublik noch allgemein gültige Management bei Kindern mit zu niedrigem Geburtsgewicht gegeben werden. Das konventionelle Vorgehen läßt sich in wenigen Worten wie folgt skizzieren: Die Durchführung der Geburt von untergewichtigen Neugeborenen erfolgt in fast jeder Entbindungsabteilung. Die Reanimation und Erstversorgung wird im wesentlichen vom Geburtshelfer selbst durchgeführt oder vom Assistenten des pädiatrischen Abholdienstes. Nach der Erstversorgung erfolgt anschließend der Transport zu einer Kinderklinik, die zwischen wenigen hundert Metern bis zu 80–100 km entfernt liegt.

Die folgenden Ausführungen konzentrieren sich auf das Management bei den sehr kleinen Frühgeborenen mit einem Geburtsgewicht zwischen 500 und 1500 g. Diese Gruppe stellt ein gutes Modell dar für eine optimale Versorgung aller Hochrisiko-Neugeborener.

Nach Informationen aus einzelnen Kliniken bzw. statistischen Veröffentlichungen werden in der Bundesrepublik Deutschland mit dem konventionellen Management überschlagmäßig folgende Ergebnisse erzielt: Bei einem Geburtsgewicht zwischen 500 und 750 g beträgt die Sterberate fast 100 %. Die wenigen überlebenden Kinder haben zu einem hohen Prozentsatz eine schwere zerebrale Schädigungsrate. Bei einem Geburtsgewicht von 751–1000 g wird je nach Klinik eine Sterberate von 50–90 % erreicht. Bis zu 80 % der überlebenden Kinder haben eine ausgedehnte zerebrale Hirnschädigung. Bei den größeren Frühgeborenen mit einem Gewicht von 1001–1500 g liegt die Mortalität zwischen 12 und 30 %. Schwere Hirnschädigungen werden bei bis zu 40 % der Überlebenden beobachtet. Diese Zahlen verdeutlichen, daß die Lebensaussichten besonders der sehr kleinen Frühgeborenen ausgesprochen ungünstig sind.

Von den meisten Geburtshelfern und Pädiatern wird die hohe Sterberate und die deprimierende Zahl von Hirnschädigungen auf die hochgradige Unreife der Frühgeborenen zurückgeführt. Das Schlüsselorgan für viele Komplikationen stellt hiernach die noch sehr unreife Lunge dar, die mikroskopisch noch eine völlig unzureichende Differenzierung erkennen läßt. Die Alveolen sind mit kubischem Epithel ausgefüllt, meistens sind nur sacculäre Strukturen zu erkennen. Eine Ausbildung von funktionstüchtigen Alveolen hat offensichtlich in der 24.–26. Schwangerschaftswoche überhaupt noch nicht stattgefunden (Wigglesworth, 1984). Nach Ansicht der Pathologen ist aufgrund dieser sehr unreifen histologischen Befunde eine Funktionsfähigkeit der Lungen unterhalb der 28., aber auf jeden Fall unterhalb der 26. Schwangerschaftswoche nicht denkbar.

Nach diesen Vorstellungen ist auch die Ausbildung von schweren destruierenden Hirnblutungen mit konsekutiven Zerebralschäden durch die noch sehr unreife Entwicklung der Hirngefäße und die hohe Vulnerabilität der kleinen Gefäße bei diesen Kindern bedingt. Darüber hinaus wurde vor wenigen Jahren nachgewiesen, daß das Hirngefäßsystem bei den sehr unreifen Frühgeborenen noch über keinerlei Möglichkeiten verfügt, unterschiedliche Druckbelastungen im Hirngefäßsystem durch eine Autoregulation abzufangen. Auf dem Boden dieser Gegebenheiten ist die Entstehung von massiven intraventrikulären und parenchymatösen Hirnblutungen ohne große Schwierigkeiten zu erklären und erscheint kaum beeinflußbar.

In früheren Jahren wurde in Tübingen häufig die Beobachtung gemacht, daß Frühgeborene mit schwerer Geburtsazidose, Hypoxie, Unterkühlung und Schockzuständen die ungünstigste Prognose aufwiesen. Es stellte sich die Frage, ob diese schweren Komplikationen nicht durch eine Verbesserung des Geburtsmanagements sowie der postnatalen Reanimation und Erstversorgung positiv beeinflußt werden können. Unterstützt wurde dieses Konzept durch Untersuchungen bei der Reanimation von Frühgeborenen, die in den Jahren 1977–82 durchgeführt wurden. Hierbei hat sich eindeutig herausgestellt, daß die Qualität des Reanimationsteams eine entscheidende Rolle für die spätere Entwicklung der Frühgeborenen spielte. Offensichtlich wurden Mortalität wie auch Morbidität weniger durch die Unreife ungünstig beinflußt. Eine mangelhafte Primärversorgung dieser Kinder hatte schwerwiegende Auswirkungen auf die Lebensaussichten (Mentzel, 1982).

In enger Kooperation mit den Geburtshelfern der Universitäts-Frauenklinik Tübingen wurde in den letzten 10 Jahren ein spezielles, konsequentes Management der sehr frühen Frühgeburt und der postnatalen neonatologischen Versorgung eingeführt. Im folgenden wird die Zusammenarbeit mit den Geburtshelfern der Universitäts-Frauenklinik aus der Sicht des Tübinger Neonatologen dargestellt und auf das besondere neonatologische Management näher eingegangen.

Zentralisierung der Hochrisiko-Schwangeren und geburtshilfliche Intensivversorgung in der Universitäts-Frauenklinik Tübingen

Bereits seit etwa 12 Jahren werden Schwangere mit einem zu erwartenden Hochrisiko-Neugeborenen in mehr als 95 % der Fälle rechtzeitig in die Universitäts-Frauenklinik eingewiesen. Hierbei handelt es sich um folgende Hochrisikofaktoren:
- 24.–32. Schwangerschaftswoche,
- 500–1500 g Geburtsgewicht,
- schwere fetale Wachstumsretardierung,
- Mehrlinge (Zwillinge – Fünflinge),
- schwere mütterliche Erkrankungen,
- Verdacht auf fetale Infektion,
- fetale Mißbildungen (Harnwegsobstruktion, Gastroschisis, Omphalozele, fetaler Hydrozephalus, fetale Herzinsuffizienz, Hydrops etc.)

Zur pränatalen Intensivversorgung gehören: Ultraschalluntersuchungen, wiederholte CTG-Kontrollen, eventuell eine kontinuierliche Ableitung des CTGs. Bei drohender Frühgeburt wird unterhalb der 34. bis zur 24. Schwangerschaftswoche eine Celestan-Kur durchgeführt. Diese Kur wird nach 7–10 Tagen wiederholt. Bei Mißbildungen, bei Hydrops oder bei schwerer fetaler Retardierung erfolgt eine Amniozentese zur Feststellung der Chromosomen. In zunehmendem Maße erfolgt eine Nabelschnurpunktion mit spezieller Untersuchung des fetalen Blutes auf intrauterine Infektionen, hereditäre Stoffwechselanomalien und andere Erkrankungen, die bereits pränatal diagnostiziert werden können.

Bei der Aufnahme einer Hochrisiko-Schwangeren wird der Neonatologe zur Konsultation hinzugezogen, und die besondere individuelle Situation der Patientin wird diskutiert. Bei drohender Geburt oder der Notwendigkeit, die Geburt zu beenden, werden die Lebensaussichten des zu erwartenen Kindes eingehend besprochen.

Die Sectio-Entbindung hat sich in Tübingen nach unseren Beobachtungen sehr bewährt. Hiermit können schwere geburtstraumatische Schädigungen, ausgedehnte Muskelkompressionen mit Ausbildung von Hämatomen – vor allen Dingen auch bei sehr kleinen Frühgeborenen – vermieden werden. Außerdem wird durch eine Sectio-Entbindung der Geburtsverlauf bei den meisten Kindern erheblich abgekürzt. Die pH-Werte nach der Geburt liegen nach einer Sectio-Entbindung statistisch signifikant wesentlich günstiger als nach vaginaler Geburt (Mentzel, 1984). Die Indikation zur Sectio wird bei allen Beckenendlagen, bei Querlagen und bei Mehrlingen gestellt, ebenso bei Kindern in Schädellage, die sich in der 25.–30. Schwangerschaftswoche befinden oder nur ein Geburtsgewicht zwischen 500 und 1250 g aufweisen. Die schonende Entwicklung der Kinder durch Sectio hat nach unseren Erfahrungen wesentlich zur Senkung der Hirnblutungsfrequenz beigetragen. Die Sectio-Frequenz in den verschiedenen Gewichtsgruppen geht aus der Tab. 1 hervor.

Tab. 1. Sectio-Frequenz nach Geburtsgewicht. 1986 – 6/1988, UFK Tübingen

Geburtsgewicht	Sectio-Frequenz %
500 – 750 g	62,5
751 – 1000 g	92,4
1001 – 1250 g	91,5
1251 – 1500 g	89,4

Weiteres geburtshilfliches Management: Sofort nach der Entwicklung des Kindes wird die Nabelschnur abgeklemmt. Das Ausstreichen der Nabelschnur zur Verbesserung der Blutversorgung bei Frühgeborenen ist nicht mehr zu empfehlen. Ebensowenig sollte das Kind an den Füßen in Upside-down-Haltung hochgehalten werden. Durch diese Maßnahmen kann das zerebrale Gefäßsystem erheblich belastet werden mit der Gefahr einer Gefäßruptur und folgenden intra- oder periventrikulären Hirnblutungen. Nach der Abnabelung wird das Kind ohne vorherige Absaugversuche unverzüglich an den Neonatologen übergeben.

Durch dieses intensive Geburtsmanagement konnte der aktuelle Zustand der sehr unreifen Frühgeborenen unmittelbar nach der Geburt in Tübingen nachweisbar verbessert werden. Selbst bei extrem kleinen Frühgeborenen mit einem Geburtsgewicht < 1000 g wurden in den vergangenen Jahren in der Nabelarterie pH, pCO_2 und Base-Exzess-Werte gemessen, die den Säure-Basen-Werten von reifen Neugeborenen sehr nahe kommen oder ihnen sogar entsprechen. Schwerwiegende Azidosen traten nur noch sehr selten auf und waren meist Folge einer Not-Sectio oder einer Sectio aus mütterlicher Indikation, z. B. bei Präeklampsie (von Hülsen, 1979, Mentzel, 1989).

Neonatologisches Management

Zunächst soll darauf hingewiesen werden, daß die überwiegende Zahl der extrem unreifen oder retardierten Frühgeborenen die Geburt bei einem optimalen geburtshilflichen Management ohne schwere Azidose, ohne schädigende Hypoxie oder Hirnblutung überstehen kann. Es sollte aber beachtet werden, daß die optimalen Ergebnisse des Geburtshelfers innerhalb von wenigen Minuten völlig zunichte gemacht werden, wenn die nachfolgend notwendige Reanimation und Erstversorgung nicht unverzüglich zum ausreichenden Gasaustausch in der kindlichen Lunge führt und auch die weiteren vitalen Parameter nicht im physiologischen Bereich gehalten werden. Mit zunehmender Unreife wächst die Abhängigkeit der Frühgeborenen von dem Können und der Erfahrung des Reanimators in ganz erheblichem Maße. Ein Beispiel für eine ähnliche Situation in der Erwachsenenmedizin ist der bewußtlose Patient, dessen Atemtätigkeit durch Curare gelähmt worden ist. Schon allein hieraus ist der zwingende Schluß zu ziehen, daß Schwangere mit drohender Geburt unterhalb der

32. Schwangerschaftswoche nur dort entbinden sollten, wo die Intensivversorgung des zu erwartenden Frühgeborenen von der Geburt ab durch einen speziell ausgebildeten Neonatologen gewährleistet ist. Andernfalls kann der Geburtshelfer nicht mehr dem Anspruch auch des extrem kleinen Frühgeborenen auf eine ordnungsgemäße medizinische Behandlung gerecht werden. Die mütterliche Belastung durch eine Sectio ist unter diesen ungünstigen Versorgungsbedingungen des Kindes nicht zu vertreten.

In Tübingen steht zu jeder Geburt eines untergewichtigen Kindes ein Neonatologe bereit. Um sehr kleine Frühgeborene kümmert sich das Neonatologische Team. Es besteht aus dem erfahrenen neonatologischen Oberarzt, der die Reanimationsmaßnahmen direkt durchführt; dabei helfen ihm ein Assistent und eine Schwester von der Intensivstation.

Die verschiedenen Maßnahmen sollen hier kurz vermerkt werden:
1. Zügiges Absaugen von Nase und Rachen. Gleichzeitig Sauerstoffangebot in der Atemluft (100 %). Abhören und Feststellung der Herzfrequenz.
2. Kurze Maskenbeatmung, Effektivitätskontrolle der Lungenbelüftung durch den Assistenten.
3. Endotracheale Intubation: Frühgeborene mit einem Geburtsgewicht < 1001 g werden fast ausnahmslos innerhalb von etwa 3 Minuten intubiert. Hierdurch kann erreicht werden, daß sehr rasch ein ausreichender pulmonaler Gasaustausch sichergestellt ist. Die Intubationsfrequenz geht aus der Tab. 2 hervor.

Tab. 2. Intubationshäufigkeit nach Geburtsgewicht. 1986 – 5/1988

Geburtsgewicht	Gesamt n	Intubation n	Intubation %
500 – 750 g	14	13	92,8
751 – 1000 g	45	39	86,7
1001 – 1250 g	38	28	76,3
1251 – 1500 g	35	12	34,3

4. Künstliche Beatmung: Nach kurzer Beatmung mit dem Penlon-Beutel wird das Kind an einen Respirator angeschlossen (Bourns 200) mit folgender Standardeinstellung: maximaler inspiratorischer Druck = 20 cm H_2O, PEEP = 4 cm H_2O, Atemfrequenz = 40/min, Inspirationszeit = 0,4 sec, Sauerstoffangebot bis zu 100 %.
5. Überwachung der Sauerstoffsättigung: Der Sensor des Pulsoximeters ist im Durchschnitt innerhalb von 4 – 5 Minuten appliziert, so daß von diesem Zeitpunkt an die Überwachung der Sauerstoffsättigung und der Herzfrequenz möglich ist. Die Sättigungsgrenzen werden auf 92 – 96 % festgelegt. Durch Verlaufskontrollen kann bei der Mehrzahl der Frühgeborenen die Einhaltung dieser Grenzen nachgewiesen werden (Mentzel, 1989 b).
6. Weitere Kontrollen vitaler Parameter im Kreißsaal: Kontrolle von pH, pCO_2, pO_2 im Kapillarblut sofort nach Beginn der Beatmung, Bestimmung des Blutzuckers

(Dextro-Stix), Blutdruckmessung (Dinamap oder Arterio-Sonde), Messung der Rektaltemperatur.
Eventuelle Folgemaßnahmen: Bei Hypoglykämie < 40 mg% 1–2 ml 20%ige Glukose i. v., anschließend 10%ige Glukoseinfusion. Bei niedrigem Blutdruck: vorsichtige Zufuhr von Biseko bei klinischer Symptomatik. Dieses ist bei weniger als 10% der VLBW-Infants erforderlich.
7. Medikamentöse Therapie: Die Applikation von Dopamin, Dobutrex u. a. ist bei optimal versorgten Frühgeborenen nur in extremen Ausnahmefällen erforderlich. Bei deutlichem Infektionsverdacht beginnt die Antibiotikatherapie bereits im Kreißsaal (Gentamycin, Ampicillin i. v.).

Mit diesen konsequenten Reanimationsmaßnahmen ist es möglich, einen optimalen Übergang von der Plazentaversorgung zur Lungenbelüftung zu erreichen, vorausgesetzt, daß die Maßnahmen von einem erfahrenen Neonatologen durchgeführt werden. Durch Verlaufsuntersuchungen bei einer Gruppe von 45 Frühgeborenen mit einem Geburtsgewicht zwischen 751 und 1000 g innerhalb der ersten Lebensstunden konnte in Tübingen nachgewiesen werden, daß die günstigen Durchschnittswerte für pH, pCO_2 und Basendefizit im Nabelarterienblut nach Reanimation und Beatmung noch weiter verbessert werden konnten. Der mittlere pH-Wert stieg von 7,26 (NA) auf 7,35 (bei Aufnahme), der CO_2-Druck fiel von 52,8 mm Hg auf 38,5 mm Hg ab. Auch das Basendefizit verbesserte sich von 4,2 auf 3,8 mÄq/l. Selbst bei extrem kleinen Frühgeborenen ist eine schwere Azidose in der Regel zu vermeiden. Bei 12 Frühgeborenen (500–750 g) betrug der durchschnittliche pH-Wert in der Nabelarterie 7,21, bei Aufnahme 7,26 (n = 14). CO_2 und Basendefizit fielen entsprechend günstig aus (Mentzel 1989a).

Mortalität und Morbidität bei optimaler Zusammenarbeit mit den Geburtshelfern

In dem Zeitraum vom 1. Januar 1986 – 1. Mai 1988 wurden im Perinatalzentrum Tübingen insgesamt 14 extrem unreife Frühgeborene mit einem Gewicht zwischen 500 und 750 g und 49 Frühgeborene mit einem Gewicht zwischen 751 und 1000 g behandelt. Die Mortalitätszahlen sind aus Tab. 3 zu entnehmen. In der Gruppe der

Tab. 3. Mortalität extrem kleiner Frühgeborener. Geburtsgewicht 500–1000 g, bis zur Entlassung, 1986–5/1988, UFK und Abteilung Neonatologie Tübingen

	Gesamt-n	† n	† %
500– 750 g	14	6	42,8
Intensivbehandlung	11	3	27,2
751–1000 g	49	9	18,4
ohne letale Mißbildung	48	8	16,6

Frühgeborenen zwischen 500 und 750 g sei besonders darauf hingewiesen, daß bei drei Frühgeborenen von den Eltern keine aktive Therapie gewünscht wurde. Bei diesen Kindern ist die noch übliche Methode angewandt worden. Schließt man diese Kinder aus der Statistik aus, beträgt die Mortalität in dieser Gruppe lediglich 27%. In der Gewichtsgruppe 751–1000 g befand sich ein Kind mit einer letalen Mißbildung (multiples Mißbildungssyndrom). Die beeinflußbare Mortalität betrug in dieser Gruppe folglich nur 16,6%. In Tab. 4 sind die entsprechenden Zahlen für das Ge-

Tab. 4. Mortalität Frühgeborener, Geburtsgewicht 1001–1500 g, bis zur Entlassung, 1986–5/1988. UFK und Abteilung Neonatologie Tübingen

	Gesamt-n	† n	† %
1001–1250 g	44	7	15,9
ohne letale Mißbildung	42	5	11,9
1251–1500 g	45	4	8,8
ohne letale Mißbildung	42	1	2,2

burtsgewicht zwischen 1001 und 1250 g und 1251–1500 g dargestellt. In diesen Gewichtsgruppen wirkt sich die Inzidenz von letalen Mißbildungen ganz erheblich aus.

Von besonderem Interesse ist die Morbidität bei den überlebenden Frühgeborenen.

Die Inzidenz von Hirnblutungen bei den überlebenden Frühgeborenen in der Zeit zwischen 1986 und Mai 1988 war sehr niedrig (Tab. 5). Kinder mit einer schweren

Tab. 5. Inzidenz von Hirnblutungen bei überlebenden Frühgeborenen, 1986–5/1988. Abteilung Neonatologie Tübingen

	500–750 g		751–1000 g	
Gesamtzahl n:	14		48	
Überlebende n:	8		40	
Grad I–II n:	1	12,5%	4	10,0%
Grad III–IV n:	1*	12,5%	2	5,0%

* Intrauterine Hirnblutung

bronchopulmonalen Dysplasie 3. bis 4. Grades oder mit einer retrolentalen Fibroplasie wurden in diesem Zeitraum nicht beobachtet. Eine Übersicht über die Häufigkeit der cerebralen Schädigungen in den Jahren 1981 und 1982 ist aus Tab. 6 zu entnehmen. Hier stellt sich dar, daß schwere Behinderungen bei Frühgeborenen mit einem Geburtsgewicht zwischen 500 und 1000 g nur etwa in 5% der Fälle zur Beobachtung kamen.

Abschließend muß festgestellt werden, daß eine enge Zusammenarbeit zwischen Geburtshelfern und Neonatologen eine entscheidende Voraussetzung für günstige Überlebensaussichten, besonders bei extrem unreifen und kleinen Neugeborenen ist.

Tab. 6. Häufigkeit psycho-motorischer Behinderungen bei überlebenden Frühgeborenen 500–1500 g, Jahrgänge 1982 und 1983 (modifiziert nach Haas et al., 1986)

Geburtsgewicht	500–1000 g		1001–1500 g	
	n	(%)	n	(%)
Gesamtzahl	42		65	
Überlebende	20	(48)	56	(86)
Behinderung				
– schwer	1	(5)	3*	(5)
– leicht	3**	(15)	5**	(9)
Normal	15	(75)	40	(71)
Unkontrolliert	1	(5)	8	(14)

* 1 Trisomie 21, ** 1 Fetales Alkoholsyndrom

Die früher berechtigte pessimistische Einstellung des Geburthelfers zum extrem unreifen Kind muß sicher korrigiert werden. Die mitgeteilten Ergebnisse lassen klar erkennen, daß es heute nicht mehr zu vertreten ist, diese Kinder als Abort einzustufen und postnatal nicht zu versorgen. Auch die Inzidenz der gefürchteten schweren Langzeitbehinderungen ist mittlerweile so niedrig geworden, daß eine aussichtsreiche Intensivversorgung gerechtfertigt ist. Voraussetzung hierfür ist jedoch eine neonatologische Intensivversorgung, die den heutigen hohen Anforderungen an Ausbildung, an apparativer Ausstattung und Qualität entspricht.

Literatur

1. Mentzel H. Erstversorgung im Kreißsaal und auf der Neugeborenen-Intensivstation. In: Huch A, Huch R, Duc G, Rooth G (Hrsg.) Klinisches Management des „kleinen" Frühgeborenen. Stuttgart, New York: Thieme, 1982; 152–158.
2. Mentzel H. Sectio bei Frühgeburt aus der Sicht des Neonatologen. Indikation und Grenzen. Gynäkologe 1984; 17: 243–249.
3. Mentzel H. Neonatologische Frühbehandlung. In: Bolte A, Wolff F (Hrsg.). Hochrisikoschwangerschaft. Darmstadt: Steinkopff-Verlag 1989; 109–118.
4. Mentzel H. Der Neonatologe und das perinatale Risiko. In: Hillemanns HG, Schillinger H (Hrsg.). Das Restrisiko gegenwärtiger Geburtshilfe. Berlin, Heidelberg, New York: Springer 1989; 461–467.
5. von Hülsen M. Vergleichende Untersuchung zur Frühgeborenensterblichkeit zwischen den Jahren 1972 und 1977 an der Universitäts-Kinderklinik Tübingen. Inauguraldissertation Tübingen 1979.
6. Wigglesworth JS. Perinatal Pathology. Philadelphia: WB Saunders Co 1984.

Zur Diagnostik und zum klinischen Management der intrauterinen Mangelentwicklung

A. Huch

Die intrauterine Mangelentwicklung mit ihren vielfältigen, vorzugsweise englischen Synonymen, wie intrauterine growth retardation, small-for-date fetus oder auch small-for-gestational age fetus, gehört bis heute zu den markantesten, ungelösten Problemen der Perinatalmedizin. Die letzten 15 Jahre haben sowohl in bezug auf die Diagnose wie auch das Management bei Verdacht auf Mangelentwicklung eine totale Veränderung der klinischen Vorgehensweise gebracht. Während die frühere Geburtshilfe zur Beurteilung des Wachstums vorzugsweise gezwungen war, vom intrauterinen Gesamtvolumen auszugehen, ist durch die Einführung des Ultraschalls und der Möglichkeit der organspezifischen intrauterinen Diagnose eine immer bessere Identifikation der Verdachtsdiagnose „intrauterine Mangelentwicklung" möglich geworden. Die Verbesserungen der Diagnostik durch Ultraschall liegen jedoch nicht nur im Bereich der Beobachtung des Wachstums und dessen Abweichungen, sondern bereits zu Beginn der Schwangerschaft in der Möglichkeit der Terminfestlegung, eines der kritischen Probleme bei der Abgrenzung der Mangelentwicklung vom normalen Kollektiv. Aber auch die Feststellung der fetalen Randbedingungen, des Milieus des Feten, wie Aussagen zur Fruchtwassermenge, zum Bewegungsmuster des Feten, zur fetalen Atmung und zum fetalen Tonus haben die Abgrenzung des gesunden vom gestörten Feten ermöglicht und dem klinischen Management neue Aspekte eröffnet. Darüber hinaus haben die letzten 15 Jahre eine Verbesserung der Diagnostik durch die Erarbeitung der Bedeutung bestimmter Herzfrequenzmuster in Relation zu den fetalen Bewegungen in Form des Non-Streß-Tests bzw. des Kontraktions- oder Belastungstests gebracht. Während die Ultraschallanwendung zur Identifikation und Wachstumsbeobachtung in einem früheren Beitrag behandelt worden ist, soll nachfolgend die allgemeine klinische Problematik der Identifikation und des klinischen Managements behandelt werden.

Identifikation und Klassifikation der intrauterinen Wachstumsretardierung

Von den zahlreichen Versuchen, ein gestörtes Wachstum bei Geburt auf Grund von Wachstumsmassen zu definieren, sind die von Battaglia und Lubchenco (1) im Prinzip am weitesten akzeptiert. Sie zeigten, in welcher Weise Geburtsgewicht und Gestationsalter bei Geburt zur Identifikation eines Hochrisikokindes benutzt werden können. Sie stellten graphisch die Geburtsgewichtsperzentilen des jeweiligen Gestationsalters sowie die perinatale Morbidität und Mortalität in einem Nomogramm dar; danach liegt das normale Wachstum zwischen der 10. und 90. Perzentile. Kinder mit Geburtsgewichten unterhalb der 10. Perzentile sind hiernach als Mangelentwicklungen von den sog. Normalgewachsenen abzugrenzen. Da in dieser Darstellungsform nur das Geburtsgewicht in Relation zum Gestationsalter und nicht die Körperlänge und andere Organmaße berücksichtigt werden, haben andere Autoren (2) versucht, durch die Einführung eines sog. Ponderalindexes den Grad der Magerkeit oder den Grad der Fettsucht zu erfassen. Der Ponderalindex ist ein Ausdruck des Körpergewichts x 100, geteilt durch die Länge hoch 3. Sein Vorteil ist, daß die gewonnene Maßzahl weder durch das Geschlecht noch durch andere, z. B. rassische Eigenschaften beeinflußt wird. Mit gleicher Intention wurden von anderen Autoren (3) die Begriffe symmetrisches und asymmetrisches Wachstum eingeführt. Im Prinzip wird das Verhältnis Kopfgröße zu Stammgröße in Beziehung gesetzt. Hierbei wird mit Typ 1 oder mit symmetrischem Wachstum das Phänomen beschrieben, daß eine sehr frühe Schädigung vor der 28. Woche zu einer Abnahme der fetalen Zellzahl führt und sowohl der Kopf wie auch der Stamm klein bleiben und im Verhältnis unverändert sind – das Wachstum also symmetrisch bleibt. Als Typ 2 oder asymmetrisches Wachstum wird das Phänomen charakterisiert, daß bei einer späten Störung, vorzugsweise nach der 28. Woche, der Kopf noch normal weiterwächst, während die Organe des Stammes bzw. der Stamm selbst im Wachstum zurückbleiben. Die Tab. 1 gibt eine Übersicht über die beobachteten Fakten beim Typ 1 und beim Typ 2 und stellt gleichzeitig ein Erinnerungsschema für das notwendige klinische Vorgehen dar.

Tab. 1. Klinisch wichtige Information zur Charakterisierung des symmetrischen (Typ1) und des asymmetrischen Wachstums (Typ 2)

	Typ 1	Typ 2
Schädigungszeit	< 28 Wochen	> 28 Wochen
Kopf- und Gehirngröße	klein	normal
Leber/Thymus	klein	klein
Plazentawachstum	normal	verzögert
Chromosomale Anomalien	~ 10 %	selten
Neonatale Entwicklung	allgemein ungünstig	günstig

Das Problem der Norm

Ein bis heute nicht allgemein gelöstes Problem ist das Faktum, daß die der Definition der Mangelentwicklung zugrundeliegende Wachstumskurve von den Daten der jeweiligen Population stark abhängig ist. Als Beispiel sei hier wiederum das Nomogramm von Battaglia und Lubchenco (1, 4) genannt, das am Medical Center der Universität von Colorado (Denver) entwickelt wurde. Es basiert auf einer Population, die in Höhenlage wohnte und die darüber hinaus an einer auch für Denver nicht repräsentativen Unterschicht – indigent population – gewonnen wurde. Neben solchen möglichen Bevölkerungsverschiedenheiten spielen – viel zu wenig beachtet – technisch-statistische Rechnungsmodi eine Rolle, wie Art der Mittelwertsbildung bei Berechnung der Gestationswoche, die Größe der Stichprobe (in der Regel unterhalb der 32. Woche anzahlmäßig klein), der Ein- oder Ausschluß von Mehrlingen, von Mißbildungen und fetalen Erkrankungen. Definitionsgemäß müssen in einem Krankengut, das bezüglich der Verteilung der Standardkurve entspricht, 10% der Neugeborenen des jeweiligen Gestationsalters hypotroph sein. Ein Blick in die Literatur läßt erkennen, daß zahlreiche Arbeiten einen geringeren Prozentsatz von hypotrophen Kindern unterhalb der 10. Perzentile finden. Ohne Zweifel muß in solchen Fällen geprüft werden, ob die Erklärung hierfür in einer unangebrachten Normkurve oder in einem systematischen Berechnungsfehler liegt.

Zum Problem der Gestationsalter

Im Rahmen der Entwicklung der Geburtshilfe zur Perinatalmedizin, verbunden mit einer intensiven Zuwendung zu den Problemen der Frühgeburtlichkeit, ist auch eine exaktere Betrachtung des Gestationsalters und dessen richtiger Berechnung notwendig geworden. So ist zu berücksichtigen, daß die Berechnung auf Grund der Regel nach Nägele von einer Schwangerschaftsdauer von 280 Tagen bzw. 10 Lunarmonaten ausgeht und die unterschiedliche Dauer der Monate sich in einem Fehler bis zu 3 Tagen auswirken kann. Eine kritische Betrachtung von Fehlerursachen verdeutlicht, daß diese insbesondere von Variablen wie der Zeit der ersten Untersuchung in der Schwangerschaft, der sozialen Intelligenz der Frau, der Akzeptanz der Schwangerschaft und schließlich der individuellen Zyklusstabilität abhängen. Es darf nicht übersehen werden, daß nur etwa 50% der Frauen einen regelmäßigen Zyklus haben, wenn man eine Abweichung von 1–3 Tagen als physiologisch betrachtet. Die Unsicherheit der Berechnungsgrundlage, ausgehend vom 1. Tag der letzten Regel, wird an dem Ergebnis einer schwedischen Studie (5) deutlich, die fand, daß nur 46% der Primiparae und 51% der Multiparae einen regulären 28tägigen Zyklus aufweisen. 18% der Primiparae und 15% der Multiparae zeigen irreguläre Zyklen. Allein hieraus ergibt sich die unbedingte Notwendigkeit der Festlegung des Gestationsalters durch weitere Informationen.

Die bimanuelle Untersuchung in der Frühschwangerschaft gilt allgemein bei einem erfahrenen Untersucher bis zur 10. Schwangerschaftswoche als sehr aussagefähig. Demgegenüber ist die palpatorische Untersuchung der Uterusgröße zu einem späteren Zeitpunkt im allgemeinen für die Abgrenzung der Mangelentwicklung zu ungenau. Aus Untersuchungen vor der Ultraschallära ist bekannt, daß nur $1/3$ der schweren Mangelentwicklungen durch die palpatorische Überprüfung des Wachstums erkannt worden ist. Als einfache Maßnahme zur Identifikation hat sich insbesondere im schwedischen Raum die Messung des Symphysen-Fundus-Abstandes als wertvoll und zuverlässig erwiesen. Unter der Voraussetzung, daß der Fet in der ersten Hälfte der Schwangerschaft von normaler Größe ist, kann mit Hilfe eines Maßbandes das Gestationsalter mit einer 95 %igen Genauigkeit auf ± 3 Wochen abgeschätzt werden (6).

Fällt eine solche Messung auf den Mittelwert der Normkurve, dann ist das Risiko der Fehlbeurteilung des Gestationsalters gering. Mehrfache Meßwerte von 3 cm unterhalb des Mittelwertes gelten als hartes Indiz einer Mangelentwicklung und erfordern weitere Abklärungen.

Die Abb. 1 zeigt das technisch richtige Vorgehen der Messung des Symphysen-Fundus-Abstandes und die von Westin (7, 8) angegebene Normkurve.

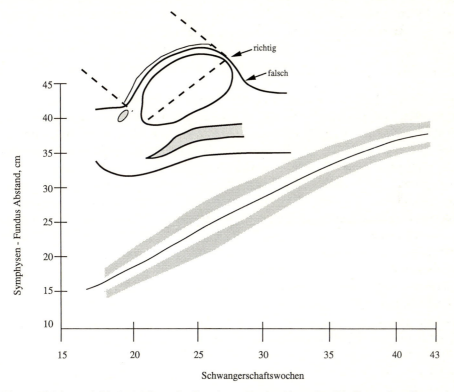

Abb. 1. Richtige und falsche Meßorte des Symphysen-Fundus-Abstandes. Die Kurvendarstellung zeigt die Normalwerte von 100 normalen Schwangerschaftsverläufen. [Modifiziert nach Westin (6, 7)]

Die ersten von der schwangeren Frau registrierten Kindsbewegungen als Maß des fetalen Alters weisen eine erhebliche Streuung auf. Bei unsicherem Gestationsalter kann man davon ausgehen, daß die Erstgravida im Mittel die ersten Kindsbewegungen nach 19 Wochen und 5 Tagen und die Multigravida nach 18 Wochen und 3 Tagen beobachtet. Der 95 %-Bereich für die Primigravida ist 4,5 und für die Multigravida 4,3 Wochen.

Der HCG-Test sollte systematisch zur Gestationsalterbestimmung herangezogen werden, insbesondere wenn bei bekannter Testempfindlichkeit der Zeitpunkt des ersten positiven Tests nach kurz vorangegangenen negativen Tests bekannt ist. Ebenfalls ist eine quantitative Messung im Serum unter Zugrundelegung einer Normwertkurve aussagekräftig.

Morbiditäts-, Mortalitätsrisiko und Mangelentwicklung

Das letzte Jahrzehnt hat eine beträchtliche Verbesserung der antenatalen und perinatalen Versorgung des Kindes und eine Verringerung der Mortalität und Morbidität gebracht. Dennoch gilt nach wie vor ein niedriges Geburtsgewicht als einer der Hauptgründe für die erhöhte perinatale Mortalität und Morbidität. Die vorzugsweise alleinige Betrachtung des Geburtsgewichts hat in bezug auf die Mangelentwicklung zu der zu korrigierenden Auffassung geführt, daß die Mangelentwicklung durch eine frühere Reife eine bessere Morbiditäts- und Mortalitätschance hätte.

Die Daten von Williams et al. (9) zeigen, daß jedoch beim Vergleich von Feten verschiedener Gestationsalter unterhalb der 10. Perzentile mit solchen auf der 50. Perzentile die mangelentwickelten Feten eine beträchtlich höhere perinatale Sterblichkeit aufweisen (Abb. 2). Williams und Mitarbeiter fanden in einer retrospektiven Studie bei 2 Millionen Geburten in Kalifornien, daß die Mortalität mit ansteigendem Gestationsalter im letzten Trimenon bei der Mangelentwicklung ansteigt. Tejani et al. (10) wiesen darauf hin, daß der intrauterine Tod zu jedem Zeitpunkt der Schwangerschaft eintreten kann, bei Mangelentwicklung jedoch vorzugsweise drei bis vier Wochen vor dem Termin. So starben 5 von 6 oder 83 % der mangelentwickelten Feten in ihrer Studie in der oder nach der 36. Schwangerschaftswoche. Damit wurde das Ergebnis von Usher (11) bestätigt, daß 78 % aller Todesfälle in der oder nach der 35. Woche eintreten. Diese Befunde lassen vermuten, daß ein Teil der Spätmortalität der Ausdruck einer nicht oder nicht rechtzeitig diagnostizierten Mangelentwicklung ist, so daß die klinische Konsequenz der Terminierung der Schwangerschaft zu einer für den Fet optimalen Zeit nicht gezogen werden konnte.

Mangelentwicklung und Wehentätigkeit

Man muß davon ausgehen, daß bei der Mangelentwicklung mit zunehmendem Gestationsalter die kompensatorischen plazentaren Reserven maximal ausgeschöpft werden. Die plazentare Störung führt zu einer abnehmenden nutritiven Versorgung und erniedrigt die Fett- und Glykogenreserven des mangelentwickelten Feten. Schließlich kommt es zu Störungen der respiratorischen Versorgung und des Trans-

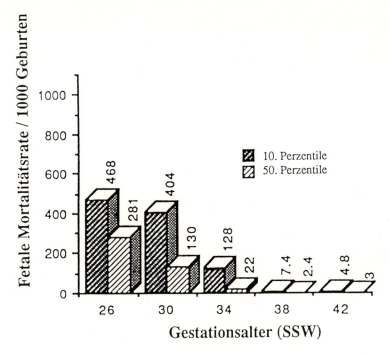

Abb. 2. Fetale Mortalitätsrate von Einzelschwangerschaften in Abhängigkeit vom Gestationsalter. Verglichen sind Geburtsgewichte der 10. und 50. Perzentile (15)

ports von sauren Metaboliten und zu einer metabolischen Azidose, die von einem chronischen niedrigen Sauerstoffdruck im fetalen Kreislauf begleitet wird. Hierduch ausgelöst, kommt es kompensatorisch zu einer Umverteilung des eingeschränkten Blutflusses zu Lasten des Abdominalraums und der Muskulatur und zu Gunsten des Gehirns und des Myokards. Gleichzeitig läßt sich eine Abnahme der fetalen Bewegungen beobachten. Am Ende der Eskalation der nutritiven Versorgungsstörung findet sich ein Fet, der seine adaptiven Mechanismen ausgeschöpft hat und der auch geringste vorübergehende Einschränkungen der Versorgung, wie sie bei jeder Erhöhung des intramyometralen Drucks durch eine Wehe erfolgt, nicht tolerieren kann. So konnten Lin und Mitarbeiter (12) zeigen, daß sich 33 % aller positiven Oxytocinbelastungstests bei mangelentwickelten Feten finden ließen gegenüber 10 % bei anderen Hochrisikofeten, die jedoch nicht mangelentwickelt waren. Bei mangelentwickelten Feten findet sich eine signifikant größere Anzahl von suspekten HF-Mustern und späten Dezelerationen. Entsprechend der britischen Perinatalstudie (1969) wurde die Häufigkeit intrapartaler Todesfälle bei mangelentwickelten Feten im Vergleich zu zeitgerecht entwickelten Kindern 5fach erhöht gefunden. Dies belegt weiterhin die hohe Gefährdung des mangelentwickelten Feten.

Mangelentwicklung und Fruchtwassermenge

Seit vielen Jahren ist die enge Beziehung zwischen abnehmender Fruchtwassermenge und Mangelentwicklung bekannt. Vor dem Einsatz der Ultraschallbildverfahren waren quantitative Messungen des Fruchtwassers nur über invasive Techniken mit Verdünnungsmessungen möglich. Mit Ultraschallmessungen fanden Chamberlain und Mitarbeiter (13), daß die Häufigkeit der Mangelentwicklung in Schwangerschaften mit normaler Fruchtwassermenge mit 5 % gegenüber 38 % mit erheblichem Oligohydramnion gering ist. Diese Größenordnung wurde auch von Philipson und Mitarbeitern (14) mit einer 40 %igen Häufigkeit von Mangelentwicklungen bei Oligohydramnion bestätigt.

Manning, Hall und Platt (15) wiesen darauf hin, daß das Vorkommen einer Fruchtwassertasche von 1 cm oder weniger mit 90 %iger Wahrscheinlichkeit mit einer intrauterinen Mangelentwicklung verbunden ist. Die gleichen Autoren haben diese 1-cm-Regel in das System ihres biophysikalischen fetalen Profils eingegliedert. Phelan und Mitarbeiter (16) sowie Eden und Mitarbeiter (17) schlugen aufgrund eigener Untersuchungen vor, die 1-cm- durch eine 2-cm-Regel zu ersetzen, da diese 1-cm-Regel zu restriktiv sei. Sie hatten festgestellt, daß bei Anwendung der 1-cm-Regel bezüglich der fetalen Gefährdung falsche Schlüsse gezogen wurden, da bei Terminüberschreitungen Dysmaturitäten gefunden wurden, die mit erheblicher perinataler Morbidität und Mortalität verbunden waren. Allgemein wird heute die von Chamberlain und Mitarbeitern vorgeschlagene 2-cm-Regel akzeptiert. Es ist anzunehmen, daß es mit der 2-cm-Regel möglich ist, mit großer Zuverlässigkeit gefährdete Risikofeten zu erfassen. Weitergehende, quantitative Fruchtwassermengenmessungen haben sich für den praktischen Gebrauch bisher nicht durchgesetzt, auch wenn interessante Zusammenhänge zwischen den so gefundenen Fruchtwassergrößen und pathophysiologischen fetalen Veränderungen beobachtet wurden.

Mangelentwicklung und Mekoniumaspiration

Das Vorhandensein von Mekonium im Fruchtwasser wird mit einer Häufigkeit von 8 – 15 % vor oder unter der Geburt gefunden. Wenn das Vorhandensein von Mekonium auch ohne aktuelle Gefährdung des Feten beobachtet werden kann, so sind doch Risikozustände wie Übertragung, schwere Präeklampsie und Mangelentwicklung gehäuft mit grünem Fruchtwasser assoziiert. Es spricht vieles dafür, daß der Mekoniumabgang bei mangelentwickelten Feten ein ernst zu nehmendes Hypoxiezeichen ist, das darüber hinaus im weiteren Verlauf mit einem hohen Risiko des Auftretens eines Mekoniumaspirationssyndroms verbunden ist. Während im amerikanischen Schrifttum die Diskussion um die Mekoniumaspiration breiten Raum einnimmt und die Häufigkeit im gesamten Geburtengut mit 1 – 3 % angegeben wird, verbunden mit einer Mortalitätsrate von bis zu 30 % (18), wird die Inzidenz im deutschsprachigen Schrifttum bei jedoch gleicher Gewichtung der existentiellen Gefährdung bei Mekoniumaspriation allgemein als geringer angesehen. Es wird angenommen, daß der Schweregrad der Mekoniumaspiration von der Mekoniumkonzentration des Fruchtwassers und der aspirierten Menge abhängig ist. Es scheint, daß aus mindestens zwei Gründen die Mangelentwicklung ein hohes Risiko der Mekoniumaspiration hat. Erstens ist die Asphyxierate vorgeburtlich und unter der Geburt mit vermehrten Atembewegungen verbunden, und zweitens führt ein Mekoniumabgang beim Oligohydramnion zu einer höheren Konzentration des Mekoniums, beides pathophysiologische Situationen, die häufig zusammen mit der Mangelentwicklung beobachtet werden.

Chromosomale Befunde bei intrauteriner Mangelentwicklung

Man kann davon ausgehen, daß bis zu 10 % aller intrauterin mangelentwickelten Feten eine chromosomale Aberration aufweisen (19). Da bereits ein sonst unauffälliges Kind mit einer ausschließlichen Mangelentwicklung ohne weitere Fehlbildung schwere physische und mentale Störungen im Vergleich zum normalgewichtigen Kind zeigen kann, ist davon auszugehen, daß das Zusammentreffen der chromosomalen Aberration mit der Mangelentwicklung zu schwersten Entwicklungsstörungen führt. Die gehäufte Mangelentwicklung bei Kindern mit chromosomalen Anomalien deutet andererseits darauf hin, daß das Wachstum direkt einer genetischen Kontrolle unterliegt. Im allgemeinen kann man davon ausgehen, daß eine proportional wachsende, sehr frühe Mangelentwicklung die Wahrscheinlichkeit einer Chromosomenaberration erhöht. Tab. 2 listet die chromosomalen Störungen auf, die in typischer Weise gehäuft mit einer chromosomalen Störung einhergehen (20).

Tab. 2. Häufige und seltene zytogenetische Anomalien bei fetaler Mangelentwicklung

Häufige zytogenetische Störungen
- Trisomie 18
- Trisomie 21
- Trisomie 13

Seltene zytogenetische Anomalien
- Ring 1
- Partial Trisomie 1 q
- Trisomie 4 q
- 4 p
- 4 q
- 5 p – (cri du chat)
- Ring 9
- Ring 18
- 18 p
- 18 q
- Ring 21
- Trisomie 22

Evans, 1989

Immer, wenn eine Mangelentwicklung diagnostiziert ist, sind detaillierte anatomische Ultraschalluntersuchungen des Feten erforderlich, die häufig die Überweisung in erfahrene Hände erforderlich machen. Jede Mangelentwicklung mit einer anamnestischen Belastung, wie vorangegangene Schwangerschaften mit Mangelentwicklung, Fehlbildungen oder gehäufte Aborte, läßt chromosomale Veränderungen vermuten. Eine Abklärung ist daher unabdingbar. Damit können nicht nur für die Mutter, z. B. Kaiserschnitte bei der Trisomie 13, sondern auch für das Kind schonende und geplante Eingriffe zur korrigierenden Chirurgie nach Ausschluß einer chromosomalen Aberration vorgenommen werden.

Klinisches Management der Mangelentwicklung

Eine zeitgemäße, mit den heutigen modernen Mitteln der perinatalen Diagnostik durchgeführte Schwangerenbetreuung läßt in der Regel die Mangelentwicklung bereits intrauterin erkennen. Hieraus ergeben sich für den Geburtshelfer zwangsläufige Folgerungen für die klinische Betreuung: Mögliche Ursachen der Mangelentwicklung sollten festgestellt und möglichst eliminiert werden. Eine fortlaufende Überwachung des Feten muß über den optimalen Zeitpunkt und die Art der Entbindung entscheiden. Schließlich müssen die neonatologischen Erfordernisse bei der Geburt in Abhängigkeit des Gestationsalters und des Schweregrades der Störung diskutiert und festgelegt werden. Die im Verlauf der Untersuchungen sich zwangsläufig ergebende Information der Eltern über eine Störung der Schwangerschaft im Sinne eines nicht opimalen Wachstums macht eine Aufklärung und Führung der Eltern notwendig, die durch eine praktisch immer erforderliche stationäre Betreuung erleichtert wird.

Zur Abklärung einer Mangelentwicklung empfiehlt sich ein systematisiertes Vorgehen nach der folgenden Checkliste (Tab. 3). Neben der sorgfältigen Terminabklä-

Tab. 3. *Checkliste* zur Abklärung der Ursachen einer Mangelentwicklung anläßlich einer stationären Aufnahme

Terminabklärung Befunde	Anamnese
Alter und Parität der Mutter	frühere Schwangerschaften (kleine Kinder)
Größe der Mutter	Ernährung
Gewicht der Mutter	Nikotin, Drogen, Alkohol
Blutdruck	Medikamente
Eiweißausscheidung	Sterilität
(Ödeme)	internistische Erkrankungen
	Uterusanomalien

rung müssen die klinischen Befunde und die anamnestische Belastung überprüft werden. Die Aufnahmeuntersuchung (Tab. 4) ermöglicht heute durch die Kardioto-

Tab. 4. *Befunderhebung* zur Abklärung bei stationärer Aufnahme

Zustandsdiagnostik CTG Ultraschall	Infektabklärung Infektserologie	Zervixabstrich
– Fetometrie – Morphologie – Bewegungsmuster – Fruchtwassermenge – Doppler-Blutflußmessung	– TORCH – Parvo- und Coxackie-Viren – CRP Differential-Blutbild	– Streptokokken – Chlamydien – Allgemeine Bakterien – Soor

kographie und andere Ultraschallverfahren eine zügige Entscheidung zwischen der Notwendigkeit einer sofortigen Entbindung oder dem abwartenden Verhalten. Das Vorliegen eines fetalen Infekts ist stets auszuschließen und wesentlich für die weiterführende, konservative Betreuung der Schwangerschaft.

Die angeführte Auflistung der elektrophysiologischen Methoden gibt einen Überblick über die heutigen Möglichkeiten. Nachdem von verschiedenen Autoren [Tab. 5

Tab. 5. Ergebnisse der antepartalen Herzfrequenztestung verschiedener Arbeitsgruppen bei mangelentwickelten Feten (27)

Autor	Test	n	Path. Test	Mortalitätsrate
Phelan (21)	NST	359	–	0,3 %
Freeman (22)	NST/CST	802	91 (11,3 %)	0
Lin et al. (23)	NST/CST	85	25 (57 %)	0
Flynn et al. (24)	NST	57	6 (11 %)	0
Cetrulo et al. (25)	CST	99	27 (27 %)	1,5 %
Manning (26)	BPP	217	–	0

(21 – 26)] gezeigt wurde, daß normal ausgefallene Tests einen sehr hohen Vorhersagewert für das Mortalitätsrisiko haben und praktisch den fetalen Tod in der nachfolgenden Woche ausschließen, konnte darüber hinaus von Freeman (22) aufgezeigt werden, daß es einen engen Zusammenhang zwischen dem Nachweis eines normalen Non-Streß-Testes, einem reaktiven Streß-Test und einem nicht reaktiven Streß-Test und der Häufigkeit der Mangelentwicklung gibt. Die Häufigkeit der Mangelentwicklung wurde bei den vorgenannten Tests mit 11,4 %, 27,7 % und 23,9 % gefunden, während bei einem normalen Non-Streß-Test bzw. Streß-Test nur eine Inzidenz von 6,8 % für die Mangelentwicklung beobachtet wurde. Die für die Mangelentwicklung notwendigen Maßnahmen in der täglichen Betreuung zeigt Tab. 6. Im Vordergrund steht die Überwachung mit den heute zur Verfügung stehenden Hilfsmitteln wie Kardiotokographie, Ultraschallbildverfahren und Blutflußmessungen. In zahlreichen

Tab. 6. Empfehlung der Vorgehensweise bei mangelentwickelten Feten

- Bettruhe
- 2 x NST täglich
- 2 x (HPL, E_3) täglich
- US – biophysikalisches Profil wöchentlich
  - Fetometrie wöchentlich
  - Doppler-Blutfluß wöchentlich

Studien konnte belegt werden, daß alle hier genannten Verfahren einen festen Platz in der Überwachung des gefährdeten, mangelentwickelten Feten haben und die gestufte Anwendung aller Verfahren die Qualität der Betreuung des mangelentwickelten Kindes beträchtlich erhöht. Während die alleinige Anwendung des Non-Streß-Testes bei einem normal entwickelten Feten eine ausreichende Aussage darstellt, erhöht bei der Mangelentwicklung die ergänzende Anwendung sowohl des Streß-Testes als auch die Erstellung des biophysikalischen Profils die Sicherheit der Beurteilung des Ausmaßes der respiratorischen Gefährdung des Feten und erleichtert so die Entscheidung zwischen Zuwarten und Terminierung der Schwangerschaft. Je nach Schweregrad der Mangelentwicklung sind in besonders gefährdeten Fällen kurzfristige Intervalle der kardiotokographischen Überwachung, in Abständen von Stunden bis zur Dauerüberwachung, geboten. Die sog. invasive Diagnostik (Tab. 7) gibt die

Tab. 7. Übersicht über die heutigen Möglichkeiten der invasiven Diagnostik zur Abklärung des Zustandes des Feten und möglicher genetischer und Stoffwechselursachen

Fruchtwasserpunktion
- Lungenreifeparameter
- Bakteriologie
- Virusnachweis

Plazentabiopsie
- Genetik
- Stoffwechselerkrankungen

Nabelschnurpunktion
- Säure-Basen-Haushalt
- Genetik
- Blutbild

heutigen Möglichkeiten wieder, die, situationsgerecht angewendet, letzte Unsicherheiten der nichtinvasiven CTG- und Ultraschalldiagnostik beseitigen helfen. Je nach neonataler Überlebenschance unterhalb der 34. SSW und der Notwendigkeit einer Fortführung einer fetalen Betreuung wird eine Umbilikalvenenpunktion zur Zustandsdiagnostik unumgänglich sein. Hierbei erhält dieses Verfahren den Stellenwert, den die Gewinnung des Kopfschwartenblutes unter der Geburt bei nicht sicher interpretierbarem CTG hat. Jedes hier aufgelistete invasive Verfahren sollte nahelegen, auch die übrigen diagnostischen Möglichkeiten der Tab. 7 im Zusammenhang mit dem Eingriff zu erwägen. Die Mehrbelastung und die Risikoerhöhung für den Feten und die Patientin sind in erfahrenen Händen gering gegenüber dem Vorteil, bessere Entscheidungsgrundlagen zu finden.

Die Entscheidung, aufgrund welcher diagnostischer Information der Entbindungszeitpunkt und die Entbindungsart festgelegt werden sollten – Ausmaß der Wachstumsdeviation von der Norm, Dauer des Wachstumstillstandes, Ausmaß der Pathologie des CTG, Ausmaß der Blutflußstörung, Ausmaß und Dauer der Verminderung des Fruchtwassers –, ist bis heute Gegenstand der Diskussion. Hierfür sind nicht zuletzt die multifaktoriellen Ursachen der Mangelentwicklung und die dadurch hervorgerufenen Schwierigkeiten, solche Studien mit entsprechend ausreichenden Zahlen durchzuführen, verantwortlich. Ebenfalls fehlen noch ausreichende Follow-up-Studien des aufgeschlüsselten Risikokollektivs der frühgeburtlichen Mangelentwicklung mit entsprechender Typisierung.

Bis zum Vorliegen solcher Studien und entsprechender Erkenntnisse empfiehlt sich ein Vorgehen nach Abb. 3. Jede Wachstumsverlangsamung, insbesondere unter-

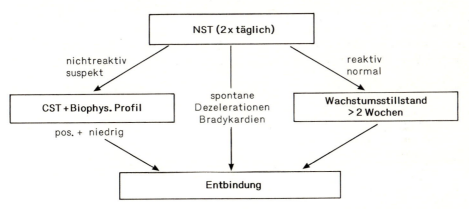

Abb. 3. Entscheidungsablauf zur Terminierung der Schwangerschaft bei fetaler Mangelentwicklung

halb der 32. Schwangerschaftswoche, soll so lange konservativ stationär betreut werden, bis über eine nutritive Störung hinaus respiratorische Einschränkungen erkennbar werden. Ein totaler Wachstumsstillstand länger als 2 Wochen sollte sicher unabhängig vom Auftreten weiterer Alarmzeichen bei reifen Lungen und unter sorgfältiger fetaler Risikoabwägung zur sofortigen Entbindung führen.

Literatur

1. Battaglia FC, Lubchenco LO. A practical classification of newborn infants by weight and gestational age. J Pediatr 1967; 71: 159.
2. Miller HC, Hassanein K. Diagnoses of impaired fetal growth in newborn infants. Pediatrics 1971; 48: 511.

3. Gruenwald P. Growth of the human fetus. Am J Obstet Gynecol 1962; 94: 112.
4. Lubchenco LO, Bard H, Goldman AL, et al. Newborn intensive care and long-term prognoses. Develop Med Child Neurol 1974; 16: 421.
5. Gentz J, Persson B, Westin B, et al. assessment of gestational age in early pregnancy. Perinatal Medicine, Praeger Publishers 1984; 227.
6. Westin B. Gravidogram and foetal growth. Comparison with biochemical supervision. Acta Obstet Gynec Scand 1977; 56: 273.
7. Westin B. Graviditetsövervakning med gravidogram. I Graviditets-och fosterövervakning 2; 25, Sv Gyn Fören, Falun 1973.
8. Westin B. Clinical criteria for normal fetal grwoth. Perinatal Medicine, Praeger Publishers 1984; 73.
9. Williams RL, Creasy RK, Cunningham GC, et al. Fetal growth and perinatal viability in California. Obstet Gynecol 1982; 59: 624.
10. Tejani N, Mann LI, Weiss RR. Antenatal diagnosis and management of the small-for-gestational age fetus. Obstet Gynecol 1976; 47: 31.
11. Usher RH. Clinical and therapeutic aspects of fetal malnutrition. Pediatr Clin North Am 1970; 17: 169.
12. Lin C, Devoe LD, River L. Oxytocin challenge test and intrauterine growth retardation. Am J Obstet Gynecol 1981; 140: 282.
13. Chamberlain PF, Manning FA, Morrison I. Ultrasound evaluation of amniotic fluid volume. I. The relationship of marginal and decreased amniotic fluid volumes to perinatal outcome. Am J Obstet Gynecol 1984; 150: 245.
14. Philipson EH, Sokol RJ, Williams T. Oligohydramnion: Clinical associations and predictive value for intrauterine growth retardation. Am J Obstet Gynecol 1983; 146: 271.
15. Manning FA, Hall LM, Platt LD. Qualitative amniotic fluid volume determination by ultrasound: Antepartum detection of intrauterine growth retardation. Am J Obstet Gynecol 1981; 139: 254.
16. Phelan JP, Platt LD, Yeh SY. The role of ultrasound assessment of amniotic fluid volume in the management of the post date pregnancy. Am J Obstet Gynecol 1984; 151: 304.
17. Eden RD, Gergely RZ. Comparison of antepartum testing schemes for the management of the post date pregnancy. Am J Obstet Gynecol 1982; 144: 683.
18. Bacsick RD. Meconium aspiration syndrome. Pediatr Clin North Am 1977; 24: 642.
19. Platt LD. Genetic factors in intrauterine growth retardation. Seminars in Perinatology 1988 Vol. 12; 1: 11.
20. Evans MI. Intrinsic causes of fetal growth retardation: The genetic component. Intrauterine growth retardation. A practical approach: Year book medical publishers, Inc. 1989; 69.
21. Phelan JP. The nonstress test: A review of 3000 tests. Am J Obstet Gynecol 1981; 139: 7.
21 a. Phelan JP, L Cromartie AD, Smith CV. The nonstress test. The false negative test. Am J Obstet Gynecol 1982; 142: 293.
22. Freeman RK, Anderson G, Dorchester W. A prospective multi-institutional study of antepartum fetal heart rate monitoring. I. Risk of perinatal mortality and morbidity according to antepartum fetal heart rate test results. Am J Obstet Gynecol 1982; 143: 771.
23. Lin C, Devoe LD, River L. Oxytocin challenge test and intrauterine growth retardation. Am J Obstet Gynecol 1981; 140: 282.
24. Flynn AM, Kelly J, O'Connor M. Unstressed antepartum cardiotocography in the management of the fetus suspected of growth retardation. Am J Obstet Gynecol 1979; 86: 106.
25. Certrulo CL, Freeman RK. Bioelectric evaluation in intrauterine growth retardation. Clin Obstet Gynecol 1977; 20: 979.
26. Manning FA, Basket TF, Morrison I. Fetal biophysical profile scoring. A prospective study in 1184 highrisk patients. Am J Obstet Gynecol 1981; 140: 189.
27. Smith CV, Phelan JP. Antepartum fetal heart rate testing of the small-for-gestational age fetus. Seminars in Perinatology 1988 Vol. 12; 1: 52.

Die perinatale Mortalität (PM) der frühen Frühgeburten und deren Einfluß auf die Gesamt-PM der Jahre 1984 bis 1987 in Westfalen-Lippe

P. Bußmann, H. Haeske-Seeberg

Die perinatologische Erhebung in Westfalen-Lippe wird seit 1983 durchgeführt. Begonnen wurde – nach einer Vorlaufphase 1983 – mit einer Beteiligung von 61 % der geburtshilflichen Abteilungen im Jahre 1984. Mit fast 80 000 erfaßten Geburten aus allen geburtshilflich tätigen Häusern in Westfalen-Lippe im Jahre 1987 erreichte die Erhebung eine Repräsentativität von 94 %.

Nach 5 Jahren Datenerfassung und Auswertung verfügen wir über ein in dieser Fülle für die Geburtshilfe wohl einmaliges Datenmaterial. Die Vielfalt der erhobenen Einzelinformationen gestattet Auswertungen und Aussagen über viele Zielgruppen.

Erklärtes Ziel der perinatologischen Erhebung ist es, durch Sammlung relevanter perinatalmedizinischer Daten und deren Auswertung den perinatalmedizinischen Ist-Zustand zu beschreiben. Damit wollen wir Anstoß und Unterstützung geben, eine interne Selbstkontrolle durch den Vergleich mit Durchschnittswerten der Beteiligten zu ermöglichen. Wir würden es begrüßen, daß dadurch ausgelöste Denkanstöße Veränderungen im Handeln des Geburtshelfers herbeiführen, denn nur dadurch kann es zu einer Senkung der Säuglingssterblichkeit kommen.

Da wir 1983 nicht von einem Nullpunkt gestartet sind, sondern die Erhebung für ein gut funktionierendes Netz von geburtshilflichen Abteilungen und Kliniken erstellt haben, geht es uns ja nicht um die spektakulären Ergebnisse. Wir registrieren Veränderungen im Prozent-, ja im Promillebereich. Was wir damit aufzeigen können, sind Entwicklungen in bestimmte Richtungen – Trends. Auch bei dem wohl wichtigsten faßbaren Parameter unserer Erhebung, der perinatalen Mortalität, kann es nur noch Bewegungen in dieser Größenordnung geben.

Noch in den sechziger Jahren war – bedingt durch die schlechten Ergebnisse – in einem 5-Jahres-Abschnitt die Senkung der Säuglingssterblichkeit um 1 % möglich. Im Gegensatz dazu nimmt die Bundesrepublik in Europa derzeit einen mittleren Listenplatz hinsichtlich der Säuglingssterblichkeit ein; Veränderungen sind dementsprechend diskret. Da jedoch die Orientierung nur an den Erfolgreicheren erfolgen kann, müssen noch Anstrengungen unternommen werden. Daß Ergebnisse zwischen 0,6 und 0,7 % zu erzielen sind, haben uns besonders die skandinavischen Länder gezeigt. Der von der WHO aufgrund biologischer Grundvoraussetzungen als möglich erachtete Grenzwert von 0,5 % perinataler Mortalität rückt dabei immer näher.

Material und Methoden

Im Folgenden soll die wohl gefährdeteste Gruppe von Neugeborenen im Mittelpunkt stehen: die frühen Frühgeborenen, Kinder mit einem Geburtsgewicht unter 1500 g. Die PM wird nach übereinstimmender Meinung zum größten Teil bestimmt durch die Letalität der frühen Frühgeborenen. Eine Senkung ihrer Mortalität würde also einen erheblichen Fortschritt bedeuten.

Anhand der vorliegenden Ergebnisse der perinatalen Erhebung in Westfalen-Lippe aus den Jahren 1984 bis 1987 soll die Veränderung der PM in diesem Einzugsgebiet aufgezeigt werden. Weiterhin soll die Entwicklung der PM bei den frühen Frühgeburten und deren Einfluß auf das Gesamtergebnis dargestellt werden. Hierbei werden die Ergebnisse in der Gesamtregion, in den drei Regierungsbezirken sowie in den Kliniken, unterschieden nach Geburtenzahl, dargestellt.

Allgemeines

Vorab möchte ich jedoch aufzeigen, welche augenfälligen Abweichungen bereits die Schwangerschaft und die Geburt bei diesen Kindern aufweisen. Das Ergebnis − nämlich das geborene, viel zu kleine und/oder unreife Kind − hat sich oft angekündigt durch Probleme in der Schwangerschaft.

Haben wir in der Gesamtstatistik aller erfaßten Kinder einen Anteil von 7 % Schwangeren ab dem 35. Lebensjahr, so ist dieser Anteil bei den Unter-1500 g-Kindern mit 13 % etwa doppelt so hoch. Auch bei den alleinstehenden Müttern ergibt sich diese Relation: In der Gesamtstatistik sind es 8 % Mütter, die ohne Partner leben, bei den kleinen Kindern immerhin 13 %.

Ein weiterer Aspekt bei den anamnestischen Daten ist der Zigarettenkonsum während der Schwangerschaft. In der Gesamtstatistik verzeichneten wir 24 % Raucherinnen, bei den kleinen Kindern waren es über 2 % mehr. Noch ausgeprägter ist der Unterschied, betrachtet man nur diejenigen, die mehr als 10 Zigaretten täglich rauchten. Hier ergibt die Gesamtstatistik einen Wert von 8 % starken Raucherinnen, die Teilstatistik über die kleinen Kinder jedoch 12 %, also einen um 4 % höheren Anteil starker Raucherinnen in dieser Gruppe (Abb. 1).

Der nächste anamnestische Faktor ist der Zeitpunkt der ersten Vorsorgeuntersuchung. Hier zeigt sich, daß in der Gesamtstatistik 81 % der Frauen bis zur 12. SSW

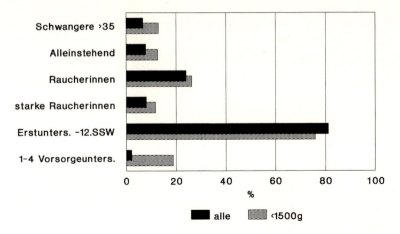

Abb. 1. Besonderheiten im Schwangerschaftsverlauf bei Unter-1500 g-Kindern im Vergleich mit der Gesamtstatistik

den ersten Besuch bei ihrem betreuenden Arzt vorgenommen hatten. Bei den frühen Frühgeborenen waren jedoch nur 76 %, also 5 % Frauen weniger, in dieser sensiblen Phase der Schwangerschaft in ärztlicher Überwachung. Auch die wahrgenommene Gesamtzahl an Vorsorgeuntersuchungen ergibt klare Unterschiede. Bewußt – wegen der oft um viele Wochen verkürzten Schwangerschaft – sollen nur diejenigen betrachtet werden, die insgesamt nur 1 bis 4 Vorsorgeuntersuchungen wahrnahmen: Waren es in der Gesamtstatistik 2 % der Frauen, so kamen bei den frühen Frühgeborenen 19 % der werdenden Mütter nur bis zu 4mal zur Vorsorgeuntersuchung (Abb. 1).

Wichtige Hinweise auf einen komplizierten Schwangerschaftsverlauf geben uns die Tatsache eines stationären Aufenthaltes während der Schwangerschaft, die Durchführung einer Cerclage sowie die Anwendung oraler und intravenöser Tokolytika und einer Lungenreifebehandlung. Hier haben wir Ergebnisse, die in ihrer Eindeutigkeit keinen Zweifel lassen.

Der Vergleich bei den stationären Aufenthalten in graviditate ergibt einen klaren Trend: Waren in der Gesamtstatistik 38 % der Frauen während der Schwangerschaft mindestens einmal stationär aufgenommen, so lag dieser Wert in unserer Sondergruppe bei 70 %. Ist der Unterschied bei einer Aufenthaltsdauer von bis zu 7 Tagen mit 24 % bei allen Schwangeren bzw. 35 % in der Sondergruppe schon recht deutlich, kommt es bei einer stationären Verweildauer von über 7 Tagen zu einer noch klareren Abgrenzung: In der Gesamtstatistik waren 14 % der Frauen mehr als 7 Tage stationär aufgenommen, in der Gruppe der besonders betrachteten Schwangerschaften waren es 35 % der Frauen (Abb. 2).

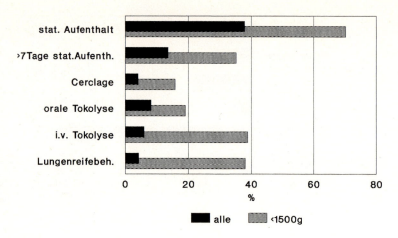

Abb. 2. Maßnahmen in der Schwangerschaft bei Unter-1500 g-Kindern im Vergleich mit der Gesamtstatistik

Die Anwendung der Cerclage ist in der Gesamtstatistik bei 4 % der Frauen zu verzeichnen gewesen. In unserer Sondergruppe hatten wir hier 16 % Schwangere mit einer gelegten Cerclage zu registrieren. Die orale Tokolyse wurde insgesamt bei 8 % der Schwangeren angewandt. In unserer speziellen Gruppe war sie jedoch bei 19 % der Frauen nötig. 39 % der Schwangeren, die ein Unter-1500 g-Kind bekamen, mußten mit i. v. Tokolyse behandelt werden, aber nur 6 % aller Schwangeren.

Auch bei der Lungenreifebehandlung kam es zu einem so klaren Ergebnis. Während insgesamt bei 4 % der Frauen eine Behandlung zur Lungenreife durchgeführt wurde, war dies bei 38 % der Mütter von Unter-1500 g-Kindern der Fall (Abb. 2).

Ein weiterer großer Komplex ist der Risikokatalog. Schon die Summe aller als risikobehaftet bezeichneten Schwangerschaften ist wiederum eindeutig different: In der Gesamtstatistik liegt diese Anzahl bei 57 %, in unserer speziellen Gruppe bei 90 %. Diese 90 % Schwangerschaften wiesen mindestens ein anamnestisches oder befundetes Risiko auf (Abb. 3).

Um nur einige Risiken herauszugreifen: Bei der vorausgegangenen Sterilitätsbehandlung ist der Anteil in unserer speziellen Gruppe 2,5mal so hoch, desgleichen bei Z. n. zwei oder mehr Aborten/Abbrüchen. Um den Faktor 3 waren die Risiken totes oder geschädigtes Kind in der Anamnese und Z. n. anderen Uterusoperationen (ohne Sectio) häufiger anzutreffen. 5mal so viele Frauen hatten bereits eine vorausgegangene Mangelgeburt, und sogar 7mal häufiger war in der Anamnese eine vorausgegangene Frühgeburt bei den Frauen mit einem Unter-1500 g-Kind zu erfragen (Abb. 4).

Auch zu den befundeten Risiken nur einige Beispiele: 2- bis 3mal so häufig wie in der Gesamtstatistik traten in unserer speziellen Gruppe mittelgradige bis schwere Ödeme auf, war eine Anämie in graviditate vorhanden, handelte es sich um eine pathologische Kindslage. Ein um den Faktor 4 bis 7 erhöhtes Risiko bestand für

Die perinatale Mortalität (PM) der frühen Frühgeburten 57

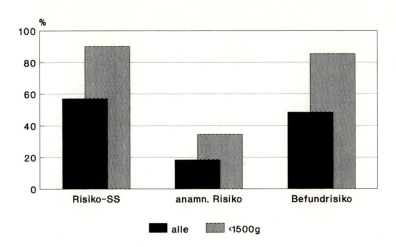

1987

Abb. 3. Risiken in der Schwangerschaft bei Unter-1500 g-Kindern im Vergleich mit der Gesamtstatistik

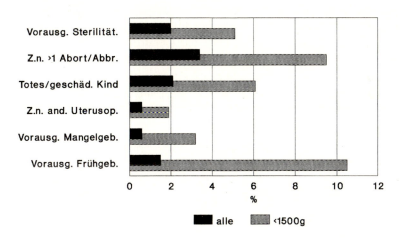

anamn.Risiken 1987

Abb. 4. Anamnestische Risiken in der Schwangerschaft bei Unter-1500g-Kindern im Vergleich mit der Gesamtstatistik

Eiweißausscheidung ab 1‰, Hypertonie, Blutungen sowohl vor als auch nach der 28. SSW. Ein zehnfach erhöhtes Risiko bestand bei Placenta praevia, bei Auftreten der Symptomentrias Ödeme, Proteinurie und Hypertonie und, wie zu erwarten, bei Vorliegen einer Mehrlingsschwangerschaft (Abb. 5).

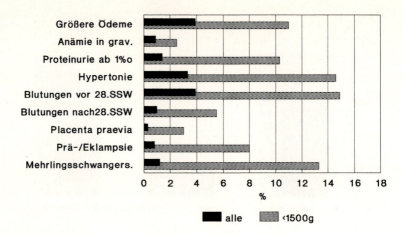

Befundrisiken 1987

Abb. 5. Befundrisiken in der Schwangerschaft bei Unter-1500 g-Kindern im Vergleich mit der Gesamtstatistik

Diese Aufzählung läßt sich fortsetzen für die Geburtsrisiken: So ist das Auftreten eines vorzeitigen Blasensprungs hier doppelt so häufig wie in der Gesamtstatistik, ebenso die Rh-Inkompatibilität. 4mal so oft mußten Präklampsie bzw. Eklampsie registriert werden, aber auch Diabetes mellitus der Mutter und Fieberzustände der Schwangeren. Um Faktor 13 erhöht war das Geburtsrisiko eines Amnioninfektsyndroms, um Faktor 15 das der vorzeitigen Plazentalösung. Den deutlichsten Abstand halten jedoch die Mißbildungen, die bei den Unter-1500 g-Kindern 22mal so oft diagnostiziert wurden wie in der Gesamtstatistik (Abb. 6).

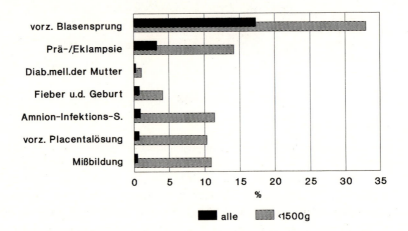

Geburtsrisiken 1987

Abb. 6. Geburtsrisiko bei Unter-1500 g-Kindern im Vergleich mit der Gesamtstatistik

Aus all diesen Zahlen wird deutlich, daß dem sorgfältigen Überwachen der Schwangerschaft und dem Registrieren der Risiken große Bedeutung zukommt. Schwangerschafts- bzw. Geburtsrisiken, die ja nicht mehr beseitigt werden können, bedürfen der besonderen Beobachtung und Betreuung durch den Geburtshelfer – und im Fall einer Hochrisikoschwangeren, wie wir meinen und auch noch aufzeigen wollen: durch den besonders geschulten Geburtshelfer.

Westfalen-Lippe

In Westfalen-Lippe sank die PM in den Jahren 1984 bis 1987 von 9,3‰ auf 8,3‰. Im Vergleich mit den übrigen Bundesländern nimmt Westfalen-Lippe damit einen unbefriedigenden Platz ein. So wurden in Baden-Württemberg mit 5,9‰, in Schleswig-Holstein mit 6,1‰ und in Rheinland-Pfalz mit 6,4‰ deutlich bessere Ergebnisse hinsichtlich der PM erzielt (Abb. 7).

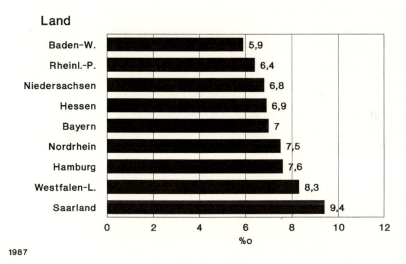

Abb. 7. Vergleich der perinatalen Mortalität aus der perinatologischen Erhebung verschiedener Bundesländer

Bei den frühen Frühgeburten stellt sich die Entwicklung in Westfalen-Lippe folgendermaßen dar: Der Anteil der Kinder mit einem Geburtsgewicht unter 1500 g ist im untersuchten Zeitraum relativ konstant bei 1 % aller erfaßten Geborenen. Die PM dieser Kinder konnte von 39,4 % um 8,3 % auf 31,1 % gesenkt werden. Weiterhin zeigt sich, daß der Anteil dieser Kinder an der Gesamt-PM mit 2,1 % nur geringfügig gesunken ist (Abb. 8).

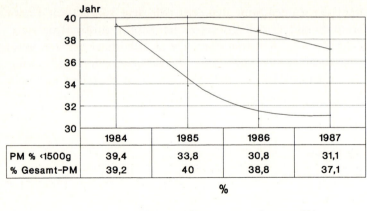

Abb. 8. Perinatale Mortalität der Unter-1500 g-Kinder und deren Anteil an der Gesamt-PM

Unterteilt man die Gruppe dieser Kinder nochmals in Kinder mit einem Geburtsgewicht unter 1000 g und Kinder mit einem Geburtsgewicht von 1000 – 1499 g, so ergeben sich die gleichen Tendenzen. Während der prozentuale Anteil dieser Kinder an der Gesamtzahl der Neugeborenen fast konstant bleibt, ist in beiden Gruppen die PM unterschiedlich stark gesunken. Bei den Kindern mit weniger als 1000 g Geburtsgewicht, deren Anteil ca. 0,3 % der Geborenen ausmacht, konnte sie im untersuchten Zeitraum um 13,2 % verringert werden. Bei den Kindern mit einem Gewicht von 1000 – 1499 g, deren Anteil an allen erfaßten Geburten 0,7 % beträgt, wurde die PM um 5,9 % gesenkt (Abb. 9). Dabei verringerte sich der Anteil dieser Gruppen an der

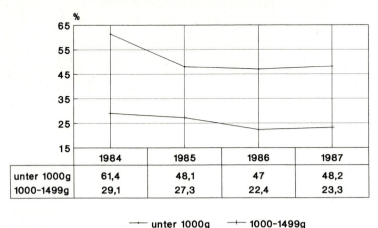

Abb. 9. Perinatale Mortalität der Unter-1000 g-Kinder und der Kinder mit einem Geburtsgewicht von 1000 – 1499 g in der Gesamtstatistik von 1984 – 1987

Gesamt-PM nur geringfügig: bei den Kindern unter 1000 g um 1,5 %, bei den etwas schwereren Kindern nur um 0,5 %; sie machen also trotz spürbarer Verbesserung der Überlebenschancen noch einen erheblichen Teil der perinatal verstorbenen Kinder aus.

Regierungsbezirk Arnsberg

Im Regierungsbezirk Arnsberg werden anteilig – bezogen auf Westfalen-Lippe – die meisten Kinder geboren. In diesem Bereich hat sich die PM insgesamt im Vergleich mit dem Gesamteinzugsgebiet weniger deutlich verbessert: So war eine Verringerung der PM um nur 3 ‰ zu verzeichnen.

Der Anteil der Kinder mit einem Geburtsgewicht unter 1500 g ist allerdings auch hier geringfügig gestiegen. Eine wichtige Tatsache, da ja die frühen Frühgeborenen, wie schon gezeigt, einen wesentlichen Anteil an der PM haben. Untersucht man also speziell deren PM, so stellt man fest, daß diese im Regierungsbezirk Arnsberg um 2,8 % von 33,7 % 1984 auf 30,9 % 1987 gesenkt wurde. Das ist eine deutlich geringere Verbesserung der Überlebenschance für diese Kinder im Vergleich mit den anderen beiden Regierungsbezirken.

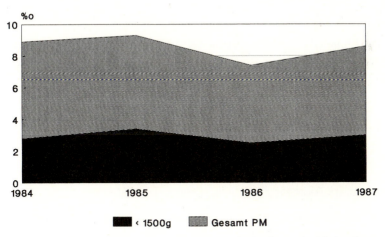

Abb. 10. Anteil der Unter-1500 g-Kinder an der Gesamt-PM im Regierungsbezirk Arnsberg

Der prozentuale Anteil, den die Unter-1500 g-Kinder an der Gesamt-PM in Arnsberg haben, ist dagegen um 3 % gestiegen, d. h.: Hier wurden die Verbesserungen in der Gesamt-PM bei den größeren Kindern erzielt (Abb. 10). Die gleichen Ergebnisse zeigen sich bei einer Unterteilung der frühen Frühgeborenen in die oben genannten Gewichtsklassen.

Regierungsbezirk Detmold

Im Regierungsbezirk Detmold ist die Gesamt-PM im Untersuchungszeitraum 1984 bis 1987 von 9,0‰ auf 7,7‰, also um 2,3‰ gesunken und zeigt damit das beste Er-

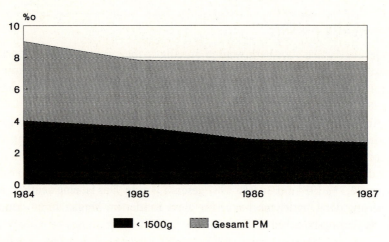

Abb. 11. Anteil der Unter-1500 g-Kinder an der Gesamt-PM im Regierungsbezirk Detmold

gebnis im Vergleich aller drei Regierungsbezirke in Westfalen-Lippe. Die Anzahl der Unter-1500 g-Kinder im Regierungsbezirk Detmold schwankt, wie in der Gesamtstatistik, um 1%. Demgegenüber ist die PM dieser Kinder um 9,4% und damit deutlich gesunken (1984 36,4%, 1987 27,0%). Auch der prozentuale Anteil der Unter-1500 g-Kinder an der Gesamt-PM sank in Detmold von 44% 1984 auf 33,3% 1987 deutlich (Abb. 11). Dieses Bild setzt sich fort bei der Unterteilung in die Geburtsgewichte < 1000 g und 1000–1499 g.

Regierungsbezirk Münster

Auch für den Regierungsbezirk Münster kann eine Senkung der Gesamt-PM registriert werden: von 10,2‰ 1984 auf 8,4‰ 1987. Auch hier liegt der Anteil der Unter-1500 g-Kinder an der Gesamtgeburtenzahl um 1%, während die PM dieser Kinder von 48,4% auf 34,3%, also um 14,1% im Untersuchungszeitraum vermindert wurde. Dieses Ergebnis ist im Vergleich der drei Regierungsbezirke das mit Abstand beste. Dadurch ging erwartungsgemäß der Anteil der PM der Unter-1500 g-Kinder an der Gesamt-PM um 3,2% von 46% auf 42,8% zurück (Abb. 12). Bei der Unterteilung in die oben genannten Gewichtsklassen zeigen sich die gleichen Ergebnisse.

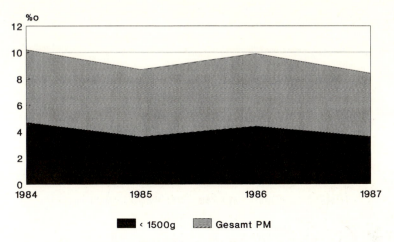

Abb. 12. Anteil der Unter-1500 g-Kinder an der Gesamt-PM im Regierungsbezirk Münster

Für alle drei Regierungsbezirke und damit für ganz Westfalen-Lippe läßt sich aufgrund dieser Erhebung feststellen, daß der prozentuale Anteil der Kinder mit einem Geburtsgewicht unter 1500 g an der Gesamtzahl der Geborenen im Untersuchungszeitraum nahezu konstant geblieben ist, während die PM der Unter-1500 g-Kinder deutlich gesenkt werden konnte. Es treten jedoch regionale Schwankungen auf, deren Ursachenerforschung für eine weitere Verbesserung der Ergebnisse hinsichtlich der Sterblichkeit von Interesse sein dürfte.

Der Rückgang der Sterblichkeit der frühen Frühgeborenen im Untersuchungszeitraum trug mit zu einer Senkung der Gesamt-PM um 1‰ von 9,3‰ auf 8,3‰ bei, ihr Anteil an der Gesamt-PM hat sich hingegen nur geringgradig verändert.

Entwicklung der PM in den geburtshilflichen Abteilungen

Abteilungen mit unter 250 Entbindungen pro Jahr

Die Ergebnisse der Abteilungen mit weniger als 250 Geburten pro Jahr sind durch die relativ geringe Anzahl der Geburten vielen Zufälligkeiten ausgesetzt, Tendenzen lassen sich jedoch ablesen. So konnte die Gesamt-PM im Untersuchungszeitraum 1984 bis 1987 von 8,2‰ auf 4,1‰ gesenkt werden. Damit haben die Kliniken dieser Größe einen im Vergleich guten Erfolg aufzuweisen. Gleichzeitig verringerte sich der prozentuale Anteil der in Abteilungen dieser Größe geborenen Kinder mit einem Geburtsgewicht unter 1500 g an der Gesamtzahl der dort geborenen Kinder von 0,5% auf 0,4%. Die PM der dort geborenen Unter-1500 g-Kinder vermindert sich dagegen nur geringfügig von 40% 1984 auf 37,5% 1987 und damit weniger als in der Gesamtstatistik.

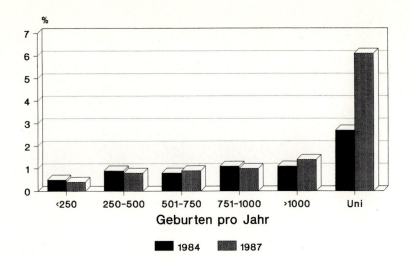

PE/WL 1987

Abb. 13. Anteil der Unter-1500 g-Kinder an der Gesamt-PM der Jahre 1984 und 1987, unterschieden nach Klinikgrößen

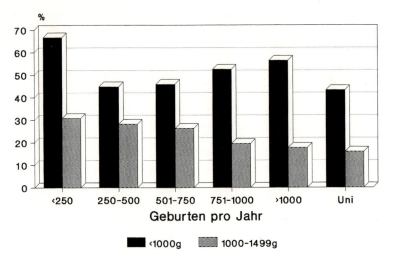

PE/WL 1987

Abb. 14. Perinatale Mortalität der Unter-1000 g-Kinder bzw. der Kinder mit einem Geburtsgewicht von 1000 – 1499 g, unterschieden nach Klinikgrößen

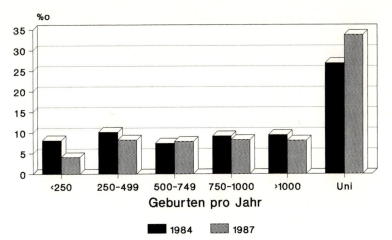

Abb. 15. Perinatale Mortalität der Gesamtstatistik, unterschieden nach Klinikgröße

Aus den Zahlen ergibt sich der direkte Zusammenhang zwischen der Gesamt-PM in bezug auf die Anzahl der Unter-1500 g-Kinder: je geringer die Zahl dieser Kinder, desto geringer auch die Gesamt-PM (Abb. 13 – 15).

Abteilungen mit 250 – 499 Entbindungen pro Jahr

In diesen Abteilungen ist die Gesamt-PM im untersuchten Zeitraum von 10,2‰ auf 8,3‰ gesunken. Anteilig an der Gesamtzahl der hier geborenen Kinder zeigen die Unter-1500 g-Kinder seit 1985 auch in Abteilungen dieser Größe eine diskret rückläufige Tendenz. Auch die PM dieser Kinder ist in Abteilungen mit 250 – 499 Geburten pro Jahr um 11,5 % zurückgegangen; beides dürfte Ursache für die Senkung der Gesamt-PM um 1,9‰ 1987 sein (Abb. 13 – 15).

Abteilungen mit 500 – 749 Entbindungen pro Jahr

In den Abteilungen, in denen 500 – 749 Entbindungen pro Jahr durchgeführt werden, kommen in Westfalen-Lippe die meisten Kinder zur Welt. Die Gesamt-PM weist hier keine einheitliche Tendenz auf, liegt jedoch mit 7,9‰ 1987 deutlich unter dem Gesamtergebnis für Westfalen-Lippe. Der prozentuale Anteil der Kinder mit einem Geburtsgewicht von weniger als 1500 g liegt recht konstant um 0,9 %. Auch bei der PM der Unter-1500 g-Kinder und deren Anteil an der Gesamt-PM ist diese Kontinuität zu verfolgen. Bei diesem Kliniktyp waren die geringsten Änderungen zu verzeichnen (Abb. 13 – 15).

Abteilungen mit 750 – 1000 Entbindungen pro Jahr

Die Abteilungen mit 750 – 1000 Geburten pro Jahr konnten im Untersuchungszeitraum 1984 bis 1987 die Gesamt-PM von 9,2‰ auf 8,3‰ verringern. Der Anteil der besonders betrachteten Unter-1500 g-Kinder zeigt keine einheitliche Tendenz, während die PM der besonders kleinen Neugeborenen auch in diesen Kliniken mit 8 % deutlich rückläufig ist. Das sehr gute Ergebnis der PM im Jahr 1985 bei Abteilungen dieser Größe haben wir darauf zurückgeführt, daß in diesem Jahr eine Reihe von Kliniken dieser Größe, die unbefriedigende Ergebnisse aufzuweisen hatten, noch nicht an der Erhebung teilnahm (Abb. 13 – 15).

Abteilungen mit über 1000 Entbindungen pro Jahr

In diesen wenigen, großen Abteilungen zeigt sich eine Abnahme der Gesamt-PM um 1,4‰ von 9,5‰ im Jahr 1984 auf 8,1‰ 1987, und zwar bei einer gleichzeitigen tendenziellen Zunahme des Anteils der Unter-1500 g-Kinder an der Geburtenzahl um 0,3 %. So hatten diese Kliniken 1987 einen Anteil von 1,4 % dieser besonders kleinen Kinder an ihren Geburten.

Hingegen nahm die PM dieser besonders kleinen Kinder in Kliniken mit mehr als 1000 Entbindungen pro Jahr mit 4,2 % nur geringgradig ab. Der Anteil der Unter-1500 g-Kinder an der Gesamt-PM stieg dadurch erwartungsgemäß deutlich an (Abb. 13 – 15).

Universitätskliniken

Bei den beiden Universitätskliniken (Münster und Bochum) sind die Angaben aufgrund der relativ kleinen Geburtenzahl besonders großen Zufälligkeiten unterworfen. Mit einem Anstieg der Gesamt-PM um 6,8‰ von 26,9‰ auf 33,7‰ kam es gleichzeitig zu einem massiven Anstieg der Geburtenzahl von Kindern mit einem Geburtsgewicht unter 1500 g. Machte die Frequenz 1984 noch 2,7 % aller Geburten an den Universitätskliniken aus, stieg sie 1987 schon auf 6,1 %.

Parallel dazu konnte die PM dieser Kinder von 56,2 % auf 28,4 %, also um 27,9 %, vermindert werden. Diese Verbesserung der Überlebenschance für die frühen Frühgeborenen ist mit Abstand die größte und wird von keinem anderen Kliniktyp erreicht (Abb. 13 – 15). Bei der Unterteilung dieser Gruppe in die oben bereits erwähnten Gewichtsklassen (< 1000 g, 1000 – 1499 g) setzt sich diese Entwicklung fort.

Zusammenfassung

Zusammenfassend lassen sich aufgrund der statistischen Ergebnisse der Perinatalen Erhebung aus den untersuchten Jahren 1984 – 1987 folgende Feststellungen treffen:

1. Der prozentuale Anteil der Unter-1500 g-Kinder an der Gesamtzahl der geborenen Kinder ist verhältnismäßig konstant und bewegt sich um 1 %. Diese Relation macht deutlich, daß es den Behandelnden leicht fallen sollte, die betreffenden

Hochrisikoschwangeren in die Obhut speziell geschulter Kollegen zu überweisen; besonders, da so die Ergebnisse hinsichtlich der perinatalen Mortalität besonders kleiner geburtshilflicher Abteilungen wesentlich verbessert werden kann. Das ist auch die Entwicklung, wie wir sie uns wünschen. Spätestens jedoch das geborene, viel zu unreife oder untergewichtige Kind sollte in eine Klinik überwiesen werden, die über spezielle Erfahrungen bei deren Behandlung besitzt.

2. Es ist festzustellen, daß sich die Entbindung von Kindern mit einem Geburtsgewicht von unter 1500 g zunehmend in die großen geburtshilflichen Abteilungen bzw. in die Universitätskliniken verlagert. Die Überweisung von gefährdeten Schwangeren in entsprechend ausgerüstete Zentren ist also auf dem Vormarsch. Es ist zu hoffen, daß diese erfreuliche Entwicklung anhält.

3. In den Universitätskliniken haben Frühgeborene mit einem besonders geringen Geburtsgewicht die besten Überlebenschancen, deshalb sollte die Überweisung in diese Kliniken erfolgen. Dadurch wird die Senkung der perinatalen Mortalität bei diesen Neugeborenen und — bei dem großen Anteil, den diese Gruppe an der Gesamtmortalität hat — auch die Gesamt-PM entscheidend zu beeinflussen sein. Wir erwarten die gleichen guten Behandlungsergebnisse von den neu geschaffenen Perinatalzentren. Voraussetzung ist jedoch, daß es sich auch um Zentren im Wortsinne handelt und entsprechende Vorbedingungen erfüllt werden.

4. Die perinatale Mortalität der Kinder mit einem Geburtsgewicht unter 1500 g ist in allen drei Regierungsbezirken und damit in ganz Westfalen-Lippe im Untersuchungszeitraum deutlich gesunken. Fortschritte in der Versorgung dieser Problemgruppe sind also in allen untersuchten Regionen erzielt worden.

Literatur

1. Conrad F. Mütter- und Säuglingssterblichkeit, Zehn Jahre Qualitätssicherung in der Geburtshilfe in Bayern. Bayerisches Ärzteblatt 1987; 2: 42–56.
2. Hillemanns HG, Quass L, Steiner M. Perinatalmedizinische Möglichkeiten und Grenzen des geburtshilflichen Zentrums — eine Analyse der Ursachen perinataler Mortalität 1982–1985. Z Geburtsh u Perinat 1986; 190: 215–219.
3. Mütter- und Säuglingssterblichkeit in der Bundesrepublik Deutschland. Akademie für öffentliches Gesundheitswesen in Düsseldorf, Schriftreihe Band 14 (1986).
4. Wolf HG, Schäfer RD. Fortschritt oder Stagnation — Ergebnisse der Rheinischen Perinatalerhebung 1987; 16: 711–725.
5. Zimmermann E. Säuglingssterblichkeit und Müttersterblichkeit in Bayern 1982. Bayerisches Landesamt für Statistik und Datenverarbeitung 1984.

Zusammenarbeit zwischen Praxis und Klinik zur Verhinderung der Früh- und Mangelgeburt aus der Sicht des niedergelassenen Gynäkologen

H. D. Schulz

Die einzelnen Ärztekammern unseres Landes sind für die Gebietsarztprüfungen zuständig. Stellt man einem Fachkollegen nach 5- und längerjähriger Weiterbildungszeit die Frage nach den Ursachen der Früh- und Mangelgeburt, so lautet die Antwort in den meisten Fällen: Zervixinsuffizienz bzw. vorzeitige Wehentätigkeit.

Aufgrund dieses oft vorkommenden falschen Ansatzes in der Ätiologie resultiert häufig ein therapeutisches und diagnostisches Fehlverhalten hinsichtlich des Krankheitsbildes der Früh- bzw. Mangelgeburt.

Während in den Entwicklungsländern noch ein Defizit an medizinischen Einrichtungen besteht, sind in unserem Gesundheitswesen in letzter Zeit Probleme wie Übermedikation, unangemessener Aufwand für Technologie und die Kostenexplosion in den Vordergrund gerückt. Die medizinische Großtechnik hat sich verselbständigt und benötigt den Patienten häufig nur noch zu ihrer Eigendynamik.

Gerade im Problemfeld der Früh- und Mangelgeburt liegt meines Erachtens jedoch kein technisch-medizinisches Problem, sondern ein Problem der Wertung von Anamnese, psychosozialem Umfeld, Konstitutionsmerkmalen, Schwangerschaftsüberwachung und der Interpretation von erhobenen fetalen und mütterlichen labormedizinischen und elektrophysikalischen Daten.

Die „**Frühgeburt**" ist nach WHO definiert als „Geburt vor der beendeten 37. Schwangerschaftswoche, ausgehend vom ersten Tag der letzten Regelblutung".

Als „**Kinder mit niedrigem Geburtsgewicht**" (low-birth weight) werden Neugeborene mit einem Gewicht unter 2500 g bezeichnet. Diese Definition schließt sowohl wachstumsretardierte Neugeborene als auch Frühgeborene ein.

Als „**Kinder mit sehr niedrigem Geburtsgewicht**" (very low-birth weight) werden Kinder mit einem Geburtsgewicht unter 1500 g bezeichnet. Dies dürfte etwa einer Gewichtsgrenze bei normalem Wachstum der 32. Woche entsprechen.

Ätiologie und Pathogenese

Die vorzeitige Wehentätigkeit und die Zervixeröffnung sind lediglich das letzte Ergebnis geburtshilflicher Störungen und nicht deren Ätiologie. Von Kubli wurden sie als „Spitze des Eisberges" bezeichnet. Ätiologisch lassen sich im wesentlichen folgende Risikofaktoren herausschälen (s. Tab. 1, Abb. 1):

Tab. 1. Gewichtung der mit Frühgeburtlichkeit assoziierten relevanten Risikofaktoren. (Aus: Dudenhausen. Praxis der Perinatalmedizin, 1984)

Risikomerkmal	Risikofaktor	Literatur
Psychosoziales Milieu		
– niedriger Sozialstatus	1,2 – 2	Weitzel (1982)
– psychische Probleme	erhöht	Herms (1981)
– alleinstehend	1,3 – 1,7	Weitzel (1982)
– Berufstätigkeit	1,0	Weitzel (1982)
– Erstuntersuchung 1. Trimenon/keine Schwangerschaftsuntersuchung	0,6/3,6	Kaltreider (1980)
Mütterliche Konstitution		
– Größe < 150 cm	erhöht	Hardy (1977)
– Gewicht < 40 kg	erhöht	Hardy (1977)
– Primiparität < 20/> 40 Jahre	1,6/1,8	Kaltreider (1980)
– Multiparität < 20/> 40 Jahre	5,2/1,5	Bakketeig (1981)
– 2. Para/ ≥ 6. Para	1,0/1,4	Kaltreider (1980)
– Herzerkrankung	1,8	Kaltreider (1980)
– Pyelonephritis/Glomerulonephritis	1,7/4,8	Kaltreider (1980)
Geburtshilflich-gynäkologische Anamnese		
– Uterusmißbildung	3,1	Kaltreider (1980)
– Myom	1,9	Kaltreider (1980)
– vorangeg. Frühgeburten (1, ≥ 3)	2,2/4,9	Kaltreider (1980)
– vorangeg. Totgeburten (1, ≥ 2)	2,2/3,8	Kaltreider (1980)
– vorangeg. Aborte (1, ≥ 3)	1,2/2,2	Kaltreider (1980)
– vorangeg. Abruptio	1,3 – 1,5	Weitzel (1982)
– vorangeg. Sectio	1,0	Kaltreider (1980)
– Sterilitätsbehandlung	1,2 – 2,2	Weitzel (1982)
Schwangerschaftskomplikationen		
– Hyperemesis	4,1	Kaltreider (1980)
– Blutungen insgesamt	3,0 – 7,4	Kaltreider (1980)/ Bakketeig (1981)
– Placenta praevia/vorz. Lösung	6,0 – 10,5	Kaltreider (1980)/ Bakketeig (1981)
– atypische Lage	2,7 – 3,3	Selbmann (1982)/ Bakketeig (1981)
– Mißbildungen	2,4	Kaltreider (1980)
– Gestosen	1,3	Selbmann (1982)
– Diabetes	3,6 – 6,3	Selbmann (1982)
– Anämie (≤ 10 g %/ ≤ 7 g %)	1,6/4,2	Kaltreider (1980)
– Hydramnion	2,6	Kaltreider (1980)
– Mehrlinge	6,3	Selbmann (1982)

1. psychosoziales Umfeld,
2. mütterliche Konstitution,
3. uteroplazentare/fetoplazentare Einheit,
4. gynäkologisch-geburtshilfliche Anamnese,
5. Schwangerschaftskomplikationen.

Die Gewichtung der mit der Frühgeburt assoziierten relevanten Risikofaktoren ist eines der wesentlichen Probleme: Die Wertung von technischen Befunden wird zu hoch z. B. gegenüber anamnestischen und psychosozialen Daten gewichtet.

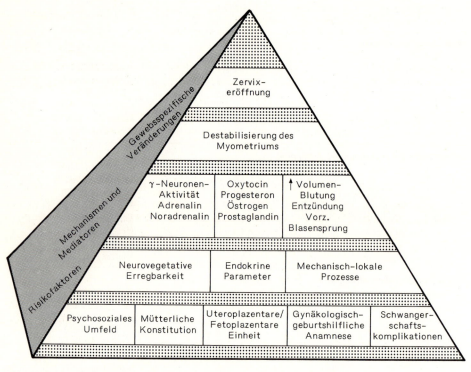

Abb. 1. Schematische Zusammenstellung möglicher Vorgänge bei der Genese der Frühgeburt. (Aus: Dudenhausen. Praxis der Perinatalmedizin, 1984)

1. Psychosoziales Umfeld

Hier finden wir Patienten mit fehlender Familienplanung, lückenhafter Schwangerschaftsvorsorge, überdurchschnittlicher körperlicher und seelischer Belastung sowie insbesondere auch alleinstehende Mütter. Der Nikotinabusus und − meines Erachtens − auch der zunehmende Alkoholkonsum mit den Gefahren der Alkoholembryopathie müssen hier eingeordnet werden.

Eine Einflußnahme auf die Patientinnen ist zwar möglich, aber nur sehr begrenzt: Häufig kombinieren sich Risikofaktoren in einer Art, daß das Bewußtsein der Patientin für ihre Problematik in der Schwangerschaft deutlich herabgesetzt ist, zum anderen ist die Fähigkeit zur Einsicht in die Krankheit reduziert, so daß oft z. B. auch eine notwendige stationäre Aufnahme verweigert wird.

Das Gespräch z. B. über Alkohol und Nikotin gehört in die Schwangerenvorsorge. Als nichtrauchender Arzt kann man auch ohne viel zu fragen feststellen, ob eine Patientin raucht oder nicht. Das Alkoholproblem ist sicherlich wesentlich schwieriger zu durchschauen und deshalb auch schwerer anzusprechen und anzugehen.

Die Konfliktsituation am Arbeitsplatz ist – insbesondere bei geringem sozialen Status – deutlich erhöht. Hier kann eine Beratung und Einflußnahme zusammen mit dem für solche Fragen zuständigen Gewerbeaufsichtsamt sinnvoll und notwendig sein, und zwar in dem Sinne, daß mehr Spannungen vermieden denn erzeugt werden. Bei guter Zusammenarbeit mit Mitarbeitern z. B. des Gewerbeaufsichtsamtes läßt sich sicherlich auch die querulante Patientin von der Patientin trennen, die Probleme am Arbeitsplatz hat, die sich nicht beseitigen lassen. Bei auf diese Weise nicht lösbaren Arbeitsplatzproblemen ist die Krankschreibung sinnvoll, solgange eine Teilarbeitsunfähigkeit bei uns nicht möglich ist.

2. Mütterliche Konstitution

Diese Risikofaktoren sollte jeder geburtshilflich-gynäkologisch tätige Arzt vor Augen haben; die Pyelonephritis und Glomerulonephritis sind sicherlich durch die Häufigkeit der Schwangerschaftsvorsorge und auch durch die hygienischen Verhältnisse deutlich rückläufig.

3. Geburtshilflich-gynäkologische Anamnese

Hier sind als wesentliche Risikofaktoren vorangegangene Frühgeburten, Totgeburten, Aborte und Abruptiones zu sehen. Die Uterusmißbildung ist fast immer unbekannt und ihre Diagnostik während der Gravidität häufig sehr schwierig.

4. Schwangerschaftskomplikationen

Hier finden sich als wesentliche Risikofaktoren Patientinnen mit Hyperemesis, Blutungen, Mehrlingsschwangerschaften und auch Mißbildungen.

Diagnose der drohenden Frühgeburt

Je weiter eine drohende Frühgeburt fortgeschritten und damit irreversibel ist, desto einfacher die Diagnose, d. h.: Im Zeitpunkt, wo ich eine genaue diagnostische Information als Arzt benötige, kann ich diese nur mit größter Unsicherheit stellen.

Die Diagnostik einer drohenden Frühgeburt besteht also sicherlich größtenteils in einer Risikoabschätzung, zum anderen in der Beurteilung der Kontraktionsbereitschaft des Uterus und der Beurteilung des Zervixbefundes:

1. Beurteilung der Kontraktionsbereitschaft des Uterus

Da über die Physiologie der Wehentätigkeit während der Schwangerschaft nur bedingt richtige Vorstellungen zu herrschen scheinen, möchte ich nochmals kurz auf die Examensfragen von Fachkollegen zu sprechen kommen: Das erste, was bei allen Schwangeren mit Verdacht auf vorzeitige Wehentätigkeit − neben der vaginalen Untersuchung − in Praxis oder Klinik vorgenommen wird, ist sicherlich die Erstellung eines CTG's. Finden sich im CTG dann vereinzelt, z. B. in 15minütigen Abständen, Kontraktionen, so wird der Schwangeren fast regelmäßig mitgeteilt, bei ihr bestünden Wehen. Der Hinweis auf die Physiologie z. B. von Kontraktionen würde sicher auch zur seelischen Beruhigung vieler Schwangerer und damit zur Reduzierung von unnötigen Ängsten führen, die häufig durch Hebammen und Ärzte erst anhand falsch interpretierter CTG's hervorgerufen werden.

Als obere Grenze der physiologischen Uterusaktivität werden etwa bis zur 28. Schwangerschaftswoche 3 Kontraktionen pro Stunde, bei Schwangeren zwischen der 30. und 32. Woche 5 Kontraktionen angesehen (Abb. 2).

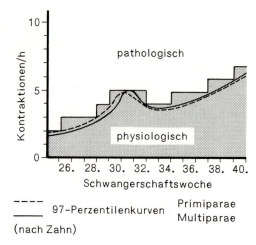

Abb. 2. Kontraktionshäufigkeit im Verlauf der Schwangerschaft. (Aus: Dudenhausen. Praxis der Perinatalmedizin, 1984)

Eine erhöhte Kontraktionsfrequenz in der Schwangerschaft kann, muß aber nicht zur Frühgeburt führen; die tokographisch objektivierbare Uterusaktivität ist mithin nur ein Risikoelement und keinesfalls das typische Zeichen einer Frühgeburtsbestrebung. Die subjektiv von der Mutter registrierte Wehentätigkeit ist von mindestens ebenso großer Aussagekraft wie die eines CTG.

Bei anamnestischer Erhebung von Schwangeren konnte man feststellen, daß bei 10 bis 15 als schmerzhaft empfundenen Kontraktionen pro 24 Stunden bereits eine deutliche Korrelation zur Frühgeburtlichkeit hergestellt werden konnte.

Leider hat man es jedoch häufig, gerade bei den oben erwähnten Risikogruppen, mit Patientinnen zu tun, die eine nicht übermäßig klare Auffassungsgabe für schmerzhafte Wehen haben. Hier liegt wiederum eine Schwierigkeit bei der Bemessung.

2. Beurteilung des Zervixbefundes

Die klinische Erhebung des Zervixbefundes, z. B. anhand des Bishop-Scores, ist sicherlich der wesentlichste Befund bei der Fragestellung, ob die unmittelbare Gefahr einer Frühgeburt vorliegt. Beim Bishop-Score werden folgende Veränderungen durch ein Punkteschema erfaßt (s. Tab. 2):

Tab. 2. Kriterien der Zervixreife nach Bishop. (Aus: Dudenhausen. Praxis der Perinatalmedizin, 1984)

Zervixbefund	1	2	3
Stand	kreuzbeinwärts	nahe der Führungslinie	Führungslinie
Länge	2 cm und mehr	1 cm	flach
Konsistenz	derb	mittel	weich
Weite	geschlossen	1–2 cm	2–3 cm
Höhe des vorangehenden Teiles	über Beckeneingang	zwischen oberem und unterem Schoßfugenrand	unterer Schoßfugenrand und tiefer

1. Stand der Leitstelle,
2. Länge der Zervix,
3. Konsistenz der Zervix,
4. Weite des Muttermundes.

Uns allen sind jedoch starke Diskrepanzen von Untersucher zu Untersucher bei der Beurteilung dieses Scores bekannt; objektivierbar ist sicherlich die Ultraschalluntersuchung des Muttermundes bei schwierigen Fällen.

Noch einige Anmerkungen zur Zervixinsuffizienz: Sie ist definiert als „Eröffnung der Zervix ohne Wehentätigkeit", wobei als anamnestische Kriterien wiederholte Spätaborte ohne Wehen zu erwähnen sind. In dieser Definition stellt die Zervixinsuffizienz sicherlich ein äußerst seltenes Krankheitsbild dar. Hier haben wir nun die verschiedenen Befunde zu bewerten.

Eine zusammenfassende Wertung anhand von Risiko-Scores ist ebenfalls möglich, bekannt sind z. B. die Scores von Herrn Saling.

Die Mangelgeburt

Das intrauterine Wachstum des Kindes wird heute mittels Sonographie festgestellt. Für eine Wachstumsretardierung intrauterin sind sicherlich verschiedene kindliche Meßwerte anzusetzen.

Dazu ein Zitat aus dem Buch „Ultraschalldiagnostik in Geburtshilfe und Gynäkologie" von Hansmann: „Wer bei unbekanntem oder unsicherem Gestationsalter in der 40. SSW zu klären versucht, ob es sich um einen Terminfehler oder um eine Wachstumsretardierung handelt, und wenn ja, um welche Form, arbeitet wie ein Chirurg ohne Anatomie – er arbeitet im Dunkeln."

Für eine exakte sonographische Diagnostik ist sicherlich die genaue Kenntnis der Schwangerschaftswoche notwendig. Hier ist der niedergelassene Arzt und auch der Klinikarzt aufgefordert, den Mutterpaß so korrekt wie möglich zu führen. Hierdurch soll eine kollegiale Zusammenarbeit zwischen Ärzten und Hebammen gefördert werden.

Die Änderung in der Voraussage z. B. des Geburtstermines aufgrund einer Sonographie in der 32. Woche ist sicherlich wissenschaftlich nicht zu halten, geschieht aber doch und führt oft zu einer Verunsicherung der doch sehr kritischen Schwangeren, ohne daß ein nachvollziehbarer Grund vorliegt.

Auch die Kenntnis der Perzentilenkurven läßt in vielen Fällen zu wünschen übrig.

Sonographisch sollte die Diagnose eines hypotrophen Kindes sicherlich nicht nur durch den BPD, sondern noch weitere Parameter gesichert werden, denn hierbei findet sich noch eine fast 40 %ige Fehlerquote.

Therapeutische Maßnahmen

Die Therapie – bzw. teilweise auch die Prävention – darf sicherlich nicht so angelegt werden, daß eine Verlängerung der Schwangerschaft in jedem Fall über die 37. SSW hinaus angestrebt werden sollte, sondern nur solange fortgeführt werden, bis ein schadenfreies Überleben des Kindes gesichert erscheint.

Unter dieser Prämisse muß gesagt werden, daß es sich bei ca. 30 % der Früh- bzw. teilweise auch Mangelgeburten nicht um die Folge vorzeitiger Wehentätigkeit, sondern um eine iatrogene ärztlich veranlaßte Beendigung der Schwangerschaft, meist aus fetaler, selten aus mütterlicher Indikation, handelt. Insofern ist auch zukünftig als statistisches Ergebnis der Therapiemaßnahmen keine Senkung der Frühgeburten zu erwarten.

1. Sozialmedizinische Maßnahmen

Die Vorsorgemöglichkeiten werden meist von den stärksten Risikogruppen am wenigsten wahrgenommen, insbesondere auf sozialmedizinischem Gebiet; hier ist sicherlich eine weitere Aufklärung nötig. Ob sie von sehr viel Erfolg gekrönt sein wird, vermag ich bei allem Wohlwollen – z. B. dem „Mutter-Kind-Programm" (NRW) gegenüber – nicht zu glauben. Im Einzelfall ist die Einschaltung kommunaler Ämter notwendig (wie Gewerbeaufsichtsamt, Fürsorgeeinrichtungen), insbesondere auch bei Alleinstehenden und Minderjährigen. Hier führt ein guter Kontakt des niedergelassenen Frauenarztes zu einer sinnvollen Ergänzung, ohne daß die Patientin zu sehr bevormundet wird.

2. Psychosomatische Einflußmöglichkeiten

Die persönliche Toleranz gegenüber den Belastungen ist sicherlich sehr unterschiedlich. Wenn ich an die oben dargestellten Risikogruppen denke, kommen mir manche Vorschläge – wie z. B. Gesprächstherapie, Gruppenkontakte etc. – etwas theoretisiert vor; leider sind gerade die Risikogruppen für diese Kontakte nur sehr schwer ansprechbar.

Die Krankschreibung ist sicherlich nur ein Hilfsmittel, sollte aber meines Erachtens stärker wahrgenommen werden, ebenso wie die Hospitalisierung.

Bei einer notwendigen Hospitalisierung sehe ich als niedergelassener Frauenarzt die Gefahr einer iatrogenen Belastung der Patientin statt der angestrebten körperlichen und seelischen Ruhigstellung. Der Klinikarzt, der eine Schwangere mit Frühgeburtssymptomen täglich mit neuen möglichen Katastrophenmeldungen über den Ausgang der Schwangerschaft erschrickt, betreut die Schwangere nicht und muß sich überlegen, ob z. B. die von ihm durchgeführte medikamentöse und Ruhigstellungstherapie gegenüber seinen täglichen Katastrophenmeldungen zu vernachlässigen ist. Hier ist sicherlich in Klinik und Praxis zu fordern, daß das tägliche Gespräch zwischen Arzt und Patientin dem erstrebten Therapieziel mehr dient, ohne die notwendige Aufklärung zu vernachlässigen.

Geburtshilflich-gynäkologische Anamnese

Auf die Zervixinsuffizienz ist bereits eingegangen worden; bei gesicherter Zervixinsuffizienz ist – wenn auch wesentlich kritischer – eine Cerclage etwa um die 14. SSW indiziert. Die prophylaktische Cerclage ist aufgrund neuerer Statistiken nicht mehr indiziert.

Fetoplazentare Einheit

In diesen Komplex gehört sicherlich die Mangelgeburt, auf die ebenfalls schon eingegangen wurde. Bei guter Überwachung ist hier eine Betreuung bei mäßiger Retardierung bis ca. 30./33. SSW ambulant möglich, bei stärkerer Retardierung muß im Einzelfall entschieden werden. Sofern häuslich-familiäre Verhältnisse es erlauben, sollte dann eine stationäre Aufnahme angestrebt werden. Leider überschneiden sich aber auch die Gruppen der Mangelgeburten häufig mit denen der oben aufgeführten Frühgeburten, und die Einsichtsfähigkeit der Patientin ist deutlich herabgesetzt.

Was tun bei Wehentätigkeit?

Hier ist eindeutig zu unterscheiden zwischen Wehentätigkeit ohne Veränderung der Zervix und Wehentätigkeit mit Veränderung der Zervix.

Prophylaktisch ist sicherlich bei Vorhandensein mehrerer Risikofaktoren eine Herausnahme aus dem Beruf, z. B. ab der 30. SSW indiziert. Eventuell sind mehrmalige tägliche, 2- bis 3stündige Ruhepausen anzuordnen.

Bei Kooperationsbereitschaft der Patientinnen kann man einerseits diese bitten, ihre täglichen schmerzhaften Kontraktionen aufzuschreiben, und zum anderen können eventuell zusätzliche CTG-Kontrollen vorgenommen werden, um das Ausmaß der Kontraktionsbereitschaft festzustellen. Auch hierbei ist aber sicherlich die Patientin mehr auf die Prophylaxe hinzuweisen statt sie zu verängstigen.

Ob zusätzlich eine medikamentöse Therapie, z. B. mit Magnesium, oder eventuell sogar Tokolyse erforderlich ist, muß im Einzelfall entschieden werden; die Tokolyse nimmt bei ambulanter Betreuung sicherlich nur noch einen kleinen Platz, und den auch nur kurzfristig, ein.

Eine drohende Frühgeburt mit Wehentätigkeit und Zervixveränderungen sollte stationär versorgt werden, wobei wir unsere Krankenhauskolleginnen und -kollegen bitten möchten, neben der medikamentösen Therapie nicht zu vergessen, daß auch die Hospitalisierung für viele Patienten einen Streßfaktor darstellt.

Intrakranielle Blutungen bei Frühgeborenen

K. Wesseler

Intrakranielle Blutungen sind zu einem zentralen Problem der Neugeborenen-Intensivmedizin und hier besonders der Frühgeborenen geworden.

Die Blutungen beeinflussen entscheidend Leben und Lebensqualität unserer Patienten. Wer die Schwierigkeit der Diagnostik und Therapie kennt, um die ungünstige Spätprognose weiß und die Tragik vieler Einzelschicksale miterlebt hat, wird darauf drängen, daß sich die gemeinsamen Anstrengungen von Geburtsmedizin und Neonatologie auf die Vermeidung einer intrakraniellen Blutung konzentrieren.

Das Spektrum der intrakraniellen Blutungen bei Früh- und Neugeborenen weist ein unterschiedliches Häufigkeits- und Verteilungsmuster auf (Tab. 1).

Tab. 1. Spektrum von intrakraniellen Blutungen. (Aus Pape und Wigglesworth, 1979)

	Relative Häufigkeit	
	Frühgeborene	Neugeborene
Intrakraniell		
– Extradural	+	+ +
– Subdural	+ +	+ + +
– Subarachnoidal	+ + +	+ + +
Intrazerebral		
– Kortikal	+ +	+ + +
– Weiße Substanz	+ + +	+ +
– Subependymal (SEH)	+ + +	+
– Intraventrikulär (IVH)	+ + +	+
Gehirnstamm	+ + +	+ +

Es reicht von den seltenen extraduralen über die subduralen und subarachnoidalen Blutungen bis hin zu den besonders bei Frühgeborenen häufig zu beobachtenden subependymalen und intraventrikulären oder intraparenchymatösen Blutungen.

Schon 1919 bzw. 1939 sind der Pädiater Ylppö und der Geburtsmediziner Kehrer in detaillierten Abhandlungen auf das Problem der intrakraniellen Blutungen eingegangen. Aber erst in den letzten Jahren sind die intrakraniellen Blutungen besonders in den Vordergrund gerückt. Zwei Entwicklungen haben sie zu einem Hauptproblem werden lassen:

Die neonatale Sterblichkeit ist seit Jahren deutlich rückläufig, insbesondere konnte die Überlebensrate von Frühgeborenen mit einer Schwangerschaftsdauer von

26 – 32 Wochen deutlich verbessert werden. Andererseits behandeln wir immer häufiger Frühgeborene mit immer kürzerer Gestationsdauer; damit einher geht eine Verlagerung der Morbiditätsursachen.

Früher stand die Behandlung von Atemstörungen, insbesondere verursacht durch Surfactant-Mangel, im Vordergrund, heute sind die intrakraniellen Blutungen zu dem Spitzenproblem der Neugeborenen-Intensivpflege geworden.

Die Häufigkeit intrakranieller Blutungen wird in der Literatur mit 1,1 auf 1000 Lebendgeborene angegeben (Rumack et al., 1978). Die Inzidenz scheint in letzter Zeit zuzunehmen, bedingt durch eine veränderte Diagnostik. Erst bei der Autopsie wurde früher definitiv eine intrakranielle Blutung nachgewiesen, seit der Einführung des kranialen Computertomogramms und der Schädelsonographie ist dies auch bei überlebenden Patienten möglich.

Die periventrikuläre Blutung wird nach von Loewenich bei Frühgeborenen unter der 32. Woche in 30 – 50 % aller Fälle gesehen. Die intraventrikuläre Blutung betrifft zu 90 % Frühgeborene, während sie nach der 38. Schwangerschaftswoche selten ist (von Loewenich et al., 1985).

Im Folgenden möchte ich nur auf die intra- und periventrikuläre Blutung beim Frühgeborenen eingehen. Zum einen, da die übrigen intrakraniellen Blutungen ausgesprochen selten sind, zum anderen da die anatomischen Besonderheiten des Frühgeborenen Blutungen hier besonders provozieren.

Ein Ausblick sei auch noch erlaubt auf die periventrikuläre Leukomalazie.

Die anatomischen Faktoren in der Pathogenese der subependymalen intraventrikulären Blutung sind weitgehend geklärt, besonders durch Arbeiten von Volpe (1981). Die Lokalisation der Blutung ist durch den Entwicklungsstand des Gehirns bedingt. Während der 24. bis zur 32. Schwangerschaftswoche entwickeln sich vorwiegend die Funktionen der Basalganglien, des Mittel- und Stammhirns. Von daher ist es verständlich, daß diese Region während dieser zerebralen Reifungsperiode besonders reichlich Blutgefäße aufweist (Abb. 1 und 2).

Die Kapillaren und Venen dieses Gebietes besitzen eine sehr fragile Struktur und vor allem nur eine einschichtige Endothelauskleidung.

Das initiale Ereignis ist die Entwicklung einer Blutung der Mikrozirkulation, d. h. innerhalb des Kapillarbetts der subependymal gelegenen germinalen Matrix. Welchen Einfluß die Gehirnreifung auf die Lokalisation der Blutung hat, zeigt auch ihre Verteilung:

Bei Frühgeborenen von weniger als 28 Schwangerschaftswochen beginnt die Keimlagerblutung gewöhnlich unter dem Körper des Nucleus caudatus, zwischen der 28. und 32. Schwangerschaftswoche findet sie sich vorwiegend zwischen dem Kopf des Nucleus caudatus und dem Thalamus. Damit stellt sich die Blutung elektiv im Quellgebiet der Venae cerebri interna, thalamostriata und chorioidea dar, die das Blut aus dem weichen, zellreichen Keimlager der Ventrikelwände ableiten. Sie breitet sich dann in Abhängigkeit von der Strömungsverlangsamung intraventrikulär aus.

Nach der 32. Schwangerschaftswoche sind subependymale, intraventrikuläre Blu-

Intrakranielle Blutungen bei Frühgeborenen

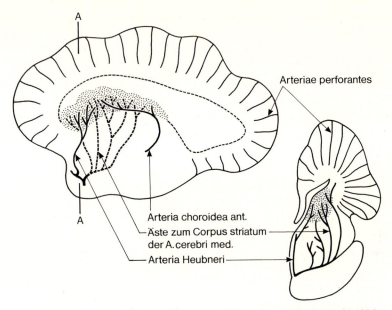

Abb. 1. Arterielle Versorgung in der 29. SSW. (Nach Hambleton und Wigglesworth, 1976)

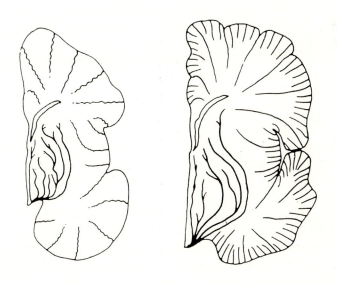

Abb 2. Wechsel in der arteriellen Versorgung des Gehirns zwischen der 24. und 32. SSW. (Nach Wigglesworth und Pape, 1979)

tungen selten, weil sich einerseits die germinale Matrix weiter differenziert, andererseits die Durchblutung von Kortex und weißer Substanz proportional mit ihrer Reifung zunehmen (Grant, 1986) (Abb. 3).

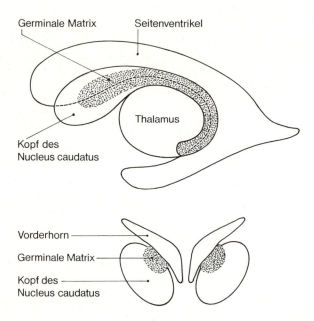

Abb. 3. Beziehung zwischen germinaler Matrix, Seitenventrikeln und Nucleus caudatus in Seitensicht (oben) und Koronarschnitt (unten). (Nach Grant, 1986)

Eine entscheidende Bedeutung in der Pathogenese der Blutung bei unreifen Frühgeborenen kommt der gestörte Hämodynamik in den zerebralen Gefäßen zu.

Normalerweise ist die zerebrale Durchblutung aufgrund von gefäßeigenen Tonusänderungen weitgehend unabhängig vom arteriellen Systemdruck.

Diese vaskuläre Autoregulation ist jedoch bei Frühgeborenen eingeschränkt. Dadurch ist die zerebrale Perfusion, d. h. die Druckvolumenbelastung der fragilen periventrikulären Kapillaren, direkt dem arteriellen Druck ausgesetzt (Wille, 1979; Wille et al., 1986).

Besonders die Doppler-sonographischen Untersuchungen mit Flußbestimmungen an der Arteria carotis interna oder der Arteria cerebri anterior haben hier wesentliche Erkenntnisse geliefert.

Jorch (1987) fand bei sehr kleinen Frühgeborenen eine Aufhebung der Autoregulation der Hirndurchblutung, hingegen weniger bei Kindern oberhalb der 31. Schwangerschaftswoche. Überraschend war dabei der Befund, daß die kleinen Frühgeborenen sogar mit normotensiven Blutdruckwerten sich nicht selbst regulierten. Jorch konnte exemplarisch zeigen, wie das vulnerable Gefäßbett der Frühgeborenen unter der 32. Schwangerschaftswoche unvermeidlichen akzidentellen und krankheitsbedingten Blutdruckschwankungen ausgesetzt ist. Daher ist verständlich, warum gerade die Gruppe der kleinen Frühgeborenen auf Abweichungen vom intensivmedizinisch angestrebten „steady state" so empfindlich mit zerebralen Komplikationen reagiert. Abrupte Veränderungen können somit leicht zur Ruptur der fraglichen Kapillaren führen.

Erhöhungen des arteriellen Druckes und der zerebralen Perfusion wurden unmittelbar nach der Geburt während Phasen der Spontanaktivität, bei Apnoeattacken und während Krampfanfällen beobachtet (Wille 1979; Wille et al., 1986).

Eine besondere Rolle kommt der perinatalen Asphyxie zu, welche mit einer Hypoxie, Hyperkapnie und Azidose einhergeht. Die ohnehin eingeschränkte Autoregulation wird weiter verschlechtert, und es kommt zu einer zerebralen Vasodilatation (Wigglesworth et al., 1978, 1979).

Durch die gesteigerte zerebrale Perfusion entsteht in der paraventrikulären subependymalen Region mit guter Kapillarisierung bei morphologisch nicht abgeschlossener Ausdifferenzierung der Gefäße eine Ruptur.

Auf der anderen Seite kann auch eine Erhöhung des zentralen Venendrucks, bedingt durch einen verschlechterten zerebralen Blutabfluß, zu einem erhöhten zerebralen Perfusionsdruck führen, der letztlich über eine venöse Stase ebenfalls zu einer Ruptur führt (Wille, 1979; Wille et al., 1986).

Im Gegensatz zur intra- und periventrikulären Blutung ist die periventrikuläre Leukomalazie Folge einer ischämischen Läsion des Gehirns Frühgeborener bei zerebraler Minderperfusion unterschiedlicher Genese im Grenzbereich arterieller Hirnstrombahnen der periventrikulären weißen Substanz. Pathologisch-anatomisch präsentiert sie sich als Nekrose, in die es bis zu einer Häufigkeit von 25 % einblutet, nach Organisation als Gliose bis hin zur multizystischen Degeneration (Freudenberg, 1986) erkennbar.

Faktoren zur Begünstigung einer Hirnblutung

Sowohl die intra- und periventrikulären Blutungen als auch die periventrikuläre Leukomalazie werden begünstigt durch all jene Faktoren, die eine Störung der zentralen Perfusion verursachen (Tab. 2, Abb. 4).

Tab. 2. Faktoren zur Begünstigung einer Hirnblutung

- Schädelweichheit
- Geburtstrauma
- Asphyxie (Hypoxie, Hyperkapnie)
- Hypertonie
- Hypotonie
- Apnoen
- Ductus arteriosus persistens
- Tubusfixation
- rasche Volumenexpansion
- Bikarbonat-Bolus-Injektion
- Beatmung
- Alveolarruptur
- Transport
- grobes Handling

Als weitere Beispiele seien nur einige aufgeführt: Neben Hypoxie mit Azidose und Hyperkapnie führen Hypo- und Hypertonie zu einer Veränderung der zerebralen Durchblutung. Die Erhöhung der Osmolarität des Serums im Gefolge von

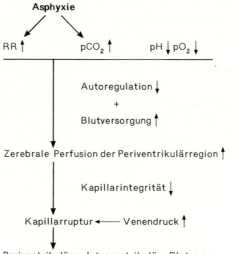

Abb. 4. Entstehungsmechanismen. (Nach Volpe, 1981b)

Na-HCO$_3$-Injektion oder durch Injektionen von Eiweißpräparaten, die Hypervolämie des Kreislaufs durch zu reichlich bemessene Infusionsmengen, die plötzliche Steigerung des arteriellen Mitteldrucks bei Entlastung eines Pneumothorax, Überdruckbeatmung oder die Anwendung von positiv endexspiratorischem Druck (PEEP) können eine Blutung provozieren. Geburtshilfliche Faktoren wie Dauer der aktiven Geburtsphase sowie Häufigkeit und Intensität uteriner Kontraktionen seien ebenfalls erwähnt.

Die Klinik der intrakraniellen Blutung ist wechselnd (Tab. 3).

Tab. 3. Symptome der intrakraniellen Blutungen

Häufigste Symptome:		
– Apnoen und Bradykardien	17 (80 %)	(n = 21)
– Hypothermie	17 (94 %)	(n = 18)
– Alveolarruptur	8 (40 %)	(n = 20)
– zerebrale Anfälle	6 (28 %)	(n = 22)

Apnoen und Bradykardien stehen neben der Hypothermie an der Spitze der Häufigkeit. Erstaunlich erscheint, wie wenig zerebrale Symptome wie Krampfanfälle oder auch lichtsstarre Pupillen auftreten. Die Stadium-I-Blutung bleibt gewöhnlich klinisch völlig stumm.

Erwähnenswert ist auch noch der Verlauf einer Hirnblutung, der entweder akut oder mit saltatorischer Verschlechterung auftreten kann (Tab. 4).

Tab. 4. Verlaufsformen intrakranieller Blutungen

1. Akute Verschlechterung
 – Entwicklung in Minuten bis Stunden
 – Stupor → Koma
 – Atemstörungen → Apnoe
 – generalisierte, tonische Konvulsionen
 – Dezerebrationshaltung
 – lichtstarre Pupillen
 – hypotone Quadriparese

2. Saltatorische Verschlechterung
 – fluktuierender Verlauf über Stunden bis Tage
 – Stupor
 – wechselnde Motilität
 – Hypotonie
 – pathologische Augenstellung u. -bewegung
 – intermittierende Atemstörungen

Der Blutungseintritt wird besonders während der ersten 4 Lebenstage beobachtet, zwischen dem 5. und 11. Lebenstag ist die Entwicklung einer intrazerebralen Blutung deutlich geringer, danach eher selten. Die Labordaten lassen uns bis auf einen Hb-Abfall bei Stadium-3- und Stadium-4-Blutungen im Stich (Tab. 5).

Tab. 5. Intrakranielle Blutungen : Labordaten

Hb-Abfall 3,0 g/l	19 (100 %)	(n = 19)
K^+ im Serum (3,8–5,2 mmol/l) Anstieg	6 (33 %)	(n = 18)
Hyperglykämie ($> 11{,}1$ mmol/l abs., $> 5{,}5$ mmol/l rel.) Anstieg	6 (33 %)	(n = 18)
Siderophagen	9 (100 %)	(n = 9)

Die Diagnose wird heute eigentlich immer mit Hilfe der 2-D-Echographie gestellt. Eintritt, Verlauf, Ausmaß und Folgen einer intrakraniellen Blutung lassen sich so leicht erfassen. Die Untersuchung ist auf der Station im Inkubator durchführbar und gefahrlos an jedem Ort und zu jeder Zeit für das Frühgeborene möglich (Abb. 5).

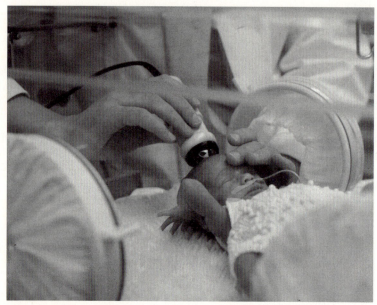

Abb. 5. Untersuchung eines Frühgeborenen im Inkubator

Wir haben für unsere Untersuchungen einen 5-MHz-Schallkopf (Abb. 6) benutzt, der ausreichend klein ist, um eine gute Handhabung zu gewährleisten.

Die morphologische Beurteilung des Schädelsonogramms erfolgt an standardisierten Schnittebenen, und zwar sowohl koronar als auch sagittal und als Zusatz in axialer Richtung (Abb. 7 bis 11).

Tab. 6. Stadieneinteilung zerebroventrikulärer Blutungen. (Nach Burstein et al., 1979)

Stadium	Anatomisch-pathologisches Substrat	Prognose
Grad I	Isolierte Blutung in die Keimschicht („germinal matrix") einer oder beider Hemisphären	gut bis sehr gut
Grad II	wie Grad I, jedoch mit Blutung in das Ventrikelsystem ohne Hydrozephalus	gut
Grad III	wie Grad I, jedoch mit Blutung in das Ventrikelsystem und konsekutivem Hydrozephalus	mäßig, bleibende neurologische Ausfälle wahrscheinlich
Grad IV	Blutung in das dilatierte Ventrikelsystem und ins Gehirn	meist mit dem Leben nicht vereinbar

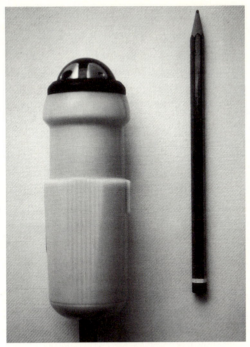

Abb. 6. Schallkopf-MHz-Sektor

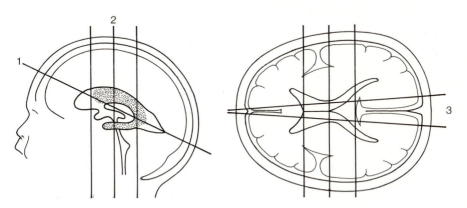

Abb. 7. Standardisierte Schnittebene: 1 = axial, 2 = koronar, 3 = sagittal

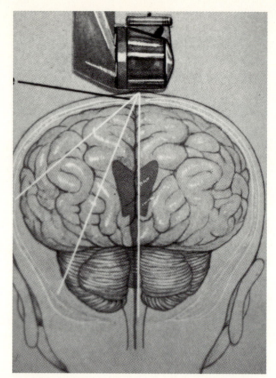

Abb. 8. Parasagittalschnitt. (Aus Grant, 1986)

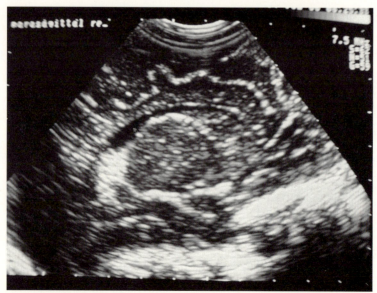

Abb. 9. Parasagittalschnitt mit Darstellung von rechtem Seitenventrikel, Plexus choreoideus und Corpus-callosum-Windung sowie Thalamus.

Intrakranielle Blutungen bei Frühgeborenen 87

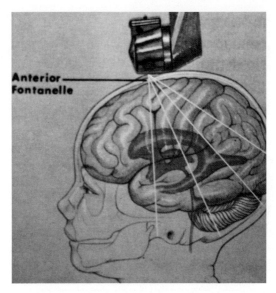

Abb. 10. Koronarschnitt. (Nach Grant, 1986)

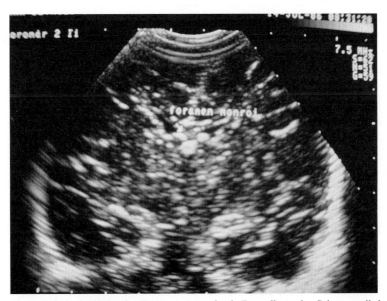

Abb. 11. Koronarschnitt in Höhe des Foramen monroi mit Darstellung des Seitenventrikels und der Unterhörner beider Seitenventrikel

Dieser Klassifikation (s. Tab. 6) ist eigen, daß sie deskriptiver Natur ist, pahtogenetische Aspekte und den Faktor Zeit nicht berücksichtigt, nur auf die Blutungsausdehnung fixiert ist und mögliche assoziierte Veränderungen nicht erfaßt. Dadurch wird gedanklich induziert, daß eine intraventrikuläre Blutung Grad 4 eine Steigerungsform der intraventrikulären Grad-1- bis Grad-3-Blutung sei, die sich lokal in normale, weiße periventrikuläre Substanz einwühlt. Nicht ausreichend dabei berücksichtigt ist die periventrikuläre Leukomalazie, die pathogenetisch als eigenständiges Krankheitsbild auch ohne Blutung auftreten kann (Abb. 12).

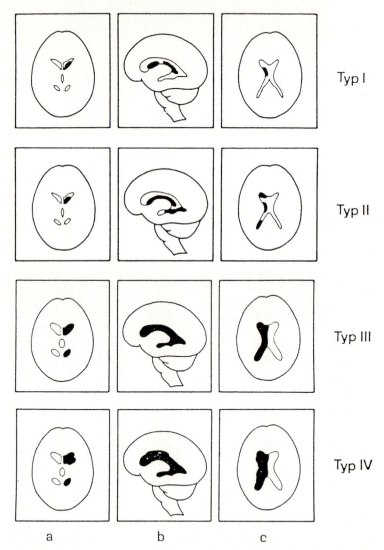

Abb. 12. Unterscheidungsmerkmale der ventrikulären Blutungstypen in den Schnittebenen koronar (a), parasagittal (b), und axial (c)

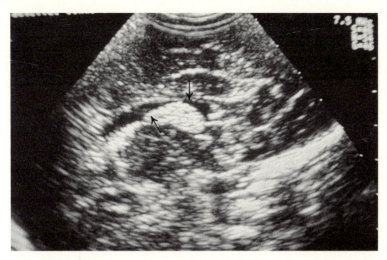

Abb. 13. Im Parasagittalschnitt links findet sich eine Echogenitätsvermehrung am Boden des Seitenventrikels, die sich deutlich vom Plexus chorioideus abhebt (schwarze Pfeile), ein Ventrikeleinbruch ist nicht feststellbar bei mäßiggradiger Ventrikelerweiterung

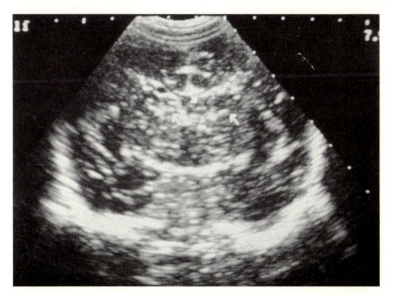

Abb. 14a. Koronarschnitt (2. Ebene). Periventrikuläre Blutung mit Kompression beider Seitenventrikel

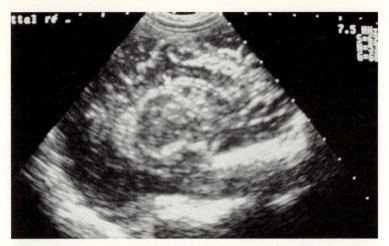

Abb. 14 b. Parsagittalschnitt rechts, deutliche Kompression des Seitenventrikels mit ausgeprägter periventrikulärer Echogenitätsvermehrung im Thalamusbereich

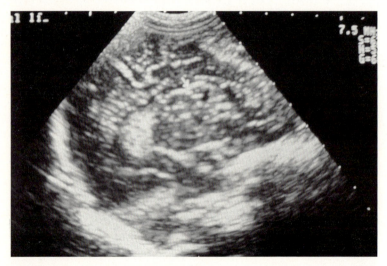

Abb. 14 c. Parasagittalschnitt links, ausgeprägte Echogenitätsvermehrung im Bereich des Thalamus mit zystischer Degeneration des Blutungsherdes. Kein Hinweis für Ventrikeleinbruch

Einige Beispiele für die genannten Blutungstypen sind in Abb. 13 und 14 wiedergegeben.

Als weiteres Beispiel möge der Fall eines Frühgeborenen dienen. Ohne weitere Symptome kam es bei dem Kind am 4. Lebenstag zu einem Hb-Abfall. Sonogra-

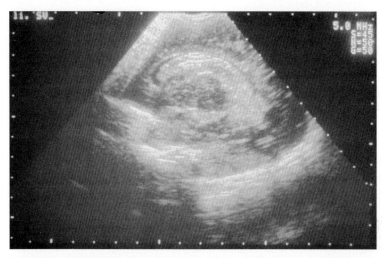

Abb. 15. Homogene Echogenitätsvermehrung im Bereich des gesamten linken Seitenventrikels im Parasagittalschnitt mit nur noch schmalem echofreien Randsaum im Bereich des Vorderhorns

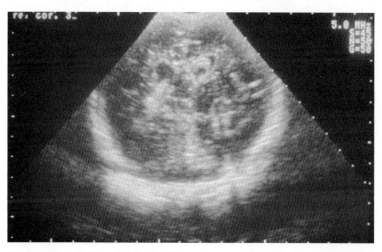

Abb. 16. Koronarschnitt (3. Ebene). Massive Echogenitätsvermehrung im Bereich des linken Seitenventrikels mit konsekutiver Erweiterung beider Seitenventrikel

phisch fand sich eine Grad-4-Blutung, die im weiteren Verlauf zu einem mäßiggradigen Hydrozephalus führte. Unter regelmäßigen Liquorpunktionen kam es zur guten Rückbildung und folgenlosen Ausheilung. Neurologisch und klinisch bot das Kind während der gesamten Zeit keinerlei Auffälligkeiten (Abb. 15 – 21).

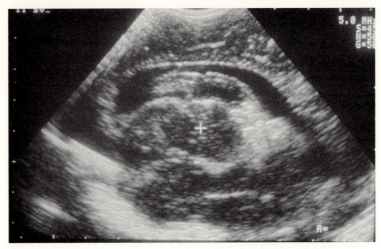

Abb. 17. Parasagittalschnitt links, beginnende Organisation und Kolliquation der intraventrikulären Blutung

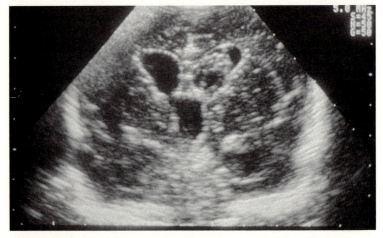

Abb. 18. Koronarschnitt. Ausbildung eines deutlichen posthämorrhagischen Hydrozephalus sowohl im Bereich beider Seitenventrikel als auch im Bereich des 3. Ventrikels

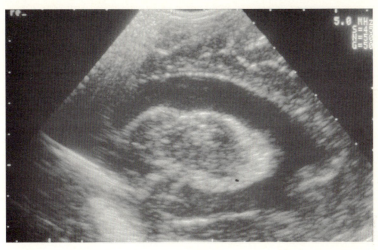

Abb. 19. Parasagittalschnitt rechts. Deutliche Ventrikulomegalie im rechten Seitenventrikel

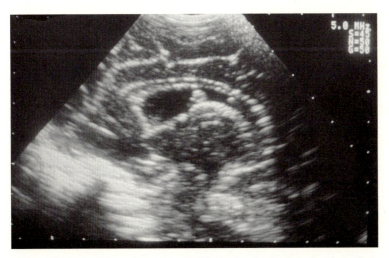

Abb. 20. Parasagittalschnitt links. Pilzförmiges Residuum der abgelaufenen intraventrikulären Hämorrhagie

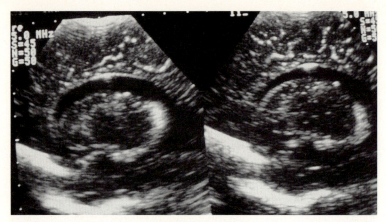

Abb. 21. Parasagittalschnitt rechts und links. Bis auf eine diskrete Weitstellung des re. Seitenventrikels gegenüber li. keinerlei Residuen der Hirnblutung mehr feststellbar

Kommt es zur Rhexisblutung auch in das Gewebe, läßt sich auch dieses sonographisch verifizieren (Abb. 22 und 23).

Periventrikuläre Leukomalazie und periventrikuläre Blutung können gemeinsam nebeneinander beim gleichen Patienten bestehen (Abb. 24 – 27).

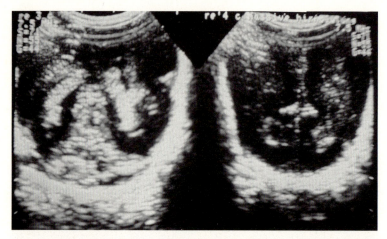

Abb. 22. Koronarschnitt 3. und 4. Ebene. Neben dem Plexus chorioideus findet sich hinaufziehend bis zur Hirnoberfläche eine massive Echogenitätsvermehrung, die zunächst als periventrikuläre Leukomalazie gedeutet wurde

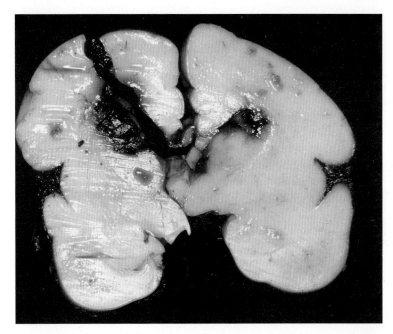

Abb. 23. Im pathologisch-anatomischen Substrat Rhexisblutung des Gehirns, ausgehend vom linken Seitenventrikel

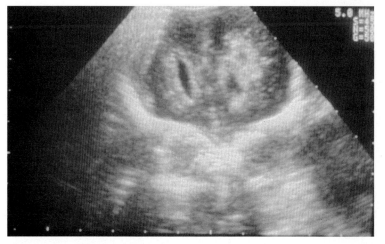

Abb. 24. Koronarschnitt: Massive Echogenitätsvermehrung periventrikulär links mehr als rechts

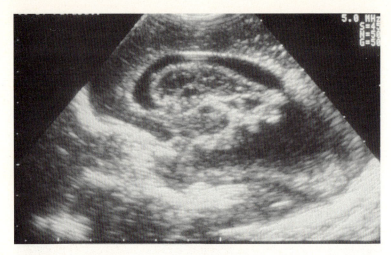

Abb. 25. Koronarschnitt: Am Boden des linken Seitenventrikels findet sich eine massive, in Organisation befindliche alte Blutung, des weiteren ein mäßiggradiger Hydrozephalus

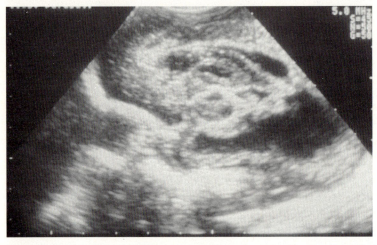

Abb. 26. Parasagittalschnitt links. Ebenfalls massive Echogenitätsvermehrung periventrikulär im Bereich des Vorderhorns sowie zystische Umwandlung im Bereich des Hinterhorns periventrikulär

Nach Wille (1979) und Wille et al. (1986) weisen 42 % der Frühgeborenen in den ersten 24 Stunden eine Blutung auf, davon 30 % in den Blutungsstadien 3 und 4. Die Befunde ändern sich bis zum Ende der 1. Lebenswoche deutlich. Als Endstadium weisen dann 53 % ein Blutungsstadium 3 bzw. 4 auf, gegenüber 30 % bei der

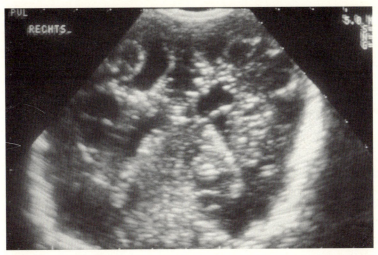

a) Koronarschnitt

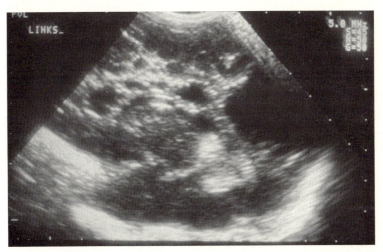

b) Parasagittalschnitt

Abb. 27. Im weiteren Verlauf zystische Umwandlung der periventrikulären Leukomalazie

ersten Untersuchung. Als Folgerung gilt hierbei: Je unreifer die Frühgeborenen sind, desto höher ist der Anteil ausgedehnter Blutungen.

Nach Wille (1979) und Wille et al. (1986) überleben 72 % der Frühgeborenen mit Stadium 1, ein Stadium 2 überleben 50 %, Stadium 3 überleben nur noch 39 % der

Patienten und ein Stadium 4 nur noch 20%. Ein kontinuierliches Ansteigen der Sterblichkeit mit zunehmender Ausdehnung der Blutung ist damit deutlich.

Therapeutisch kann die Blutung nicht angegangen werden. Unser gemeinsames Bemühen muß sein, sie zu verhüten (Abb. 28).

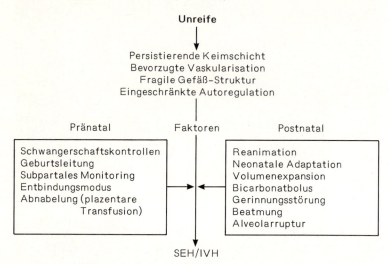

Abb. 28. Prävention der subependymalen/intraventrikulären Hämorrhagie und periventrikulären Leukomalazie

Als Blutungsfolgen finden sich Ventrikeldilatationen, Entwicklungen eines Hydrozephalus sowie Entwicklung einer Porenzephalie.

Komplikationen einer Hirnblutung

Der posthämorrhagische Hydrozephalus findet sich dabei häufiger nach Blutungen der Stadien 2 bis 4, die Ventrikeldilatationen nach allen Stadien (Tab. 7).

Tab. 7. Komplikationen einer Hirnblutung

- posthämorrhagischer Hydrozephalus
- porenzephale Zyste
- psychomotorische Entwicklungsverzögerungen
- Anfallsleiden
- neurologische Auffälligkeiten (Zerebralparese etc.)

Es darf davon ausgegangen werden, daß mit steigender Blutmenge im Ventrikelsystem die Wahrscheinlichkeit für die Entstehung eines posthämorrhagischen Hydrocephalus occlusus ansteigt (Abb. 29).

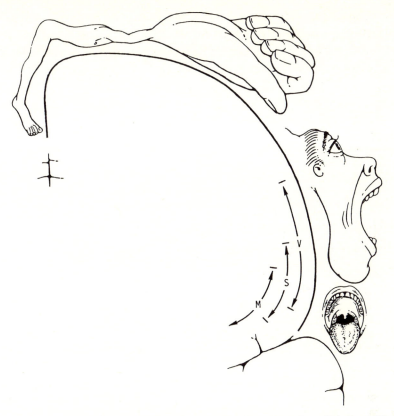

Abb. 29. Homunculus mit Darstellung eines Hydrozephalus in bezug zur Zentralwindung. (Nach Grant, 1986). M = Mastikation bzw. Kaubewegungen, S = Salivation, V − Vokalisation

Die Prognose in bezug auf psychomotorische Entwicklungsstörungen, sei es harmonische Retardierung entsprechend der Frühgeburtlichkeit oder als Retardierung im motorischen und kognitiven Bereich, wird deutlich in der Verbindung zwischen Lokalisation der Blutung und Sitz der Bewegungsareale auf der Zentralwindung.

Auch zentrale Tonus- und Koordinationsstörungen kommen vor sowie manifeste Behinderungen mit Hemi- oder Di- und Tetraplegien. Sie können kombiniert sein mit Epilepsien, Hydrozephalus und schweren Hör- und Sehstörungen. Auch hier ist es wieder so, daß mit Zunahme der Blutung eine Zunahme der Entwicklungsstörung vorliegt. Die Prognose wird dabei erheblich verschlechtert durch die Entwicklung eines Hydrocephalus.

Die Prognose im einzelnen Fall ist unklar und nicht sicher vorhersehbar. Unser oberstes Ziel muß deshalb sein, den Eintritt einer Blutung zu verhüten, als deren Folgen zu reparieren.

Schlußfolgerungen

- Der *Häufigkeitsgipfel* der *subependymalen Blutung* liegt zwischen der *27. und 30.* Schwangerschaftswoche und unterhalb von 1500 g Geburtsgewicht. Mit zunehmender Reife der Frühgeborenen nimmt die Zahl der intrazerebralen Blutungen ab.
- Die *Mehrzahl der Blutungen* findet zwischen dem *1. und 4. Lebenstag* statt. Zwischen dem 5. und 11. Lebenstag ist die Entwicklung einer intrazerebralen Blutung deutlich geringer, danach sehr selten.
- Die Überlebensrate der Frühgeborenen mit zerebraler Blutung ist abhängig von Gestationsalter, Geburtgewicht und Blutungsstadium: mit sinkender Schwangerschaftsdauer der Kinder nimmt die Tendenz zur weiteren Ausdehnung der Blutung zu.

Literatur

1. Burstein J, Papile LA, Burstein R. Intraventricular hemorrhage and hydrocephalus in preterm newborn. A prospective Study with CT. AJR 1979; 132: 631–635.
2. Deeg KH, Rupprecht Th, Segerer H. Nachweis erniedrigter Flußgeschwindigkeiten in der Arteria cerebri anterior bei Früh- und Neugeborenen mit Hirnblutungen mit Hilfe der gepulsten Doppler-Sonographie. Monatsschrift Kinderheilkunde 1987; 135: Seite 748–757.
3. Freudenberg V. Zystisch periventrikuläre Leukomalazie mit und ohne begleitende Hirnblutung. Pädiatrische Praxis 1986; 34: Seite 469–482.
4. Grant EG. Neurosonography of the preterm neonate. Berlin, Heidelberg, New York: Springer 1986.
5. Hambleton G, Wigglesworth JS. Origin of intraventricular hemorrhage in the preterm infant. Arch Dis Child 1976; 51: Seite 651–659.
6. Jorch G, Jorch N. Hängt die Fähigkeit zur Autoregulation der Hirndurchblutung vom Gestationsalter ab? Monatsschrift Kinderheilkunde 1987; 135: Seite 744–747.
7. Kehrer E. Die intrakraniellen Blutungen bei Neugeborenen. Stuttgart: Enke 1939.
8. Kopp W, Tölly E, Kaulfersch W, Fritsch G, Schneider GH. Intrakranielle Blutungen bei reifen und unreifen Neugeborenen. Monatsschrift Kinderheilkunde 1986; 134: Seite 84–88.
9. Pape KF, Wigglesworth JS. Hemorrhage ischaemia and the perinatal brain. 1st edn Spastics international Medical Publications. London: Heinemann Medical Books 1979.
10. Papile LA, Burstein J, Burstein R, Koffler H. Incidence and evolution of subependymal and intraventricular hemorrhage: A study of infants with birthweights less than 1500 g. J Pediatr 1978; 92: Seite 529.
11. Papile LA, Burstein J, Burstein R, Koffler H, Koops BL, Johnson JD. Posthemorrhagic hydrocephalus in low-birth-weigt-infants. Treatment by serial lumbar punctures Pediatrics 1980; 97: Seite 273.
12. Peters H, Deeg KH, Weitzel D. Die Ultraschalluntersuchung des Kindes. Berlin, Heidelberg, New York, London, Paris, Tokio: Springer 1987.
13. Rumack CM, Mc Donald MM, O'Meara OP, Sanders BB, Rudikoll IC. CT-Detection: a course of intracranial hemorrhage in premature infants. AJR 1978; 131: Seite 493.
14. Volpe JJ. Neonatal intraventricular hemorrhage. New Engl J Med 1981a; 304: Seite 886–891.
15. Volpe JJ. Neurology of the newborn. Philadelphia: Saunders 1981b; 262–298.
16. von Loewenich V, Brand M, Halberstadt E, Saling EZ. Die intrakraniellen Blutungen des Neugeborenen. Arch Gynecol 1985; 238: Seite 263–270.
17. von Loewenich V, Birkle C. Survivors of intracranial hemorrhage. J Perinat Med. 1981; 9: Suppl 1, 154–157.

18. Wigglesworth JS, Pape KE. An integrated model for hemorrhage in ischemic lesions in the newborn brain. Early Hum Dev 1978; 2: 179–199.
19. Wigglesworth JS, Pape KE. Haemorrhage, ischaemia and the perinatal brain. London: Heinemann Medical books 1979.
20. Wille L. Die intrakranielle Blutung aus der Sicht des Neonatologen. In: Haller M, Wille L. Die intrakraniellen Blutungen beim Neugeborenen. Berlin, Heidelberg, New York, Tokio: Springer 1979.
21. Wille L, Keller U, Dillen Z, Stenzel K. Zur Frühprognose der intrakraniellen Blutungen bei Frühgeborenen. Monatsschrift Kinderheilkunde 1986; 134: Seite 422–427.
22. Ylppö A. Pathologisch-anatomische Studien bei Frühgeborenen. Z Kinderheilkunde 1919; 20: Seite 212–214.

Der Geburtshelfer im Umgang mit dem untergewichtigen Kind. Zusammenarbeit mit dem Neonatologen aus der Sicht des Geburtshelfers

W. Stoll

Allgemeines

1. Aufgabenstellung

Die Betreuung des Neugeborenen im Gebärsaal, gemeint im umfassenden Sinne der primären Versorgung nach komplikationsloser Geburt, der primären Reanimation nach subpartualer Beeinträchtigung, der Überwachung und Behandlung bei gestörter Adaptation an das extrauterine Leben, stellt ein Grenzgebiet zwischen Geburtshilfe, Neonatologie und allenfalls noch der Anästhesiologie mit fließendem Übergang der Spezialitäten dar. So wie die Verhältnisse heute noch mehrheitlich liegen, ergibt sich für den Geburtshelfer eine klare Aufgabenstellung: Er muß die Verantwortung für das Kind im Gebärsaal voll übernehmen können oder hat, anders ausgedrückt, die Versorgung eines gefährdeten oder beeinträchtigten Neugeborenen so lange zu sichern, bis das Kind vom Neonatologen übernommen wird.

Die Einstellung zum neugeborenen und vor allen Dingen zum frühgeborenen Kind hat sich in den letzten 10 bis 20 Jahren in markanter Weise geändert. Die Ansprüche bei der Versorgung von Risikofällen in der Schwangerschaft und während der Geburt sind gestiegen, und für den Geburtshelfer ergeben sich neue Anforderungen auch für die einwandfreie Versorgung des Risikoneugeborenen.

An diesem Punkt stellt sich die Frage, ob er diesen immer höher steigenden Anforderungen noch gewachsen ist. Wäre es nicht besser, alle wichtigen Aufgaben, die das Kind in seinen ersten extrauterinen Lebensminuten betreffen, dem Pädiater zu überlassen? Die Verunsicherung ist mancherorts groß und droht zur Kapitulation zu werden. Man setzt auf die pädiatrische Transportequipe, wobei der unheilvoll sich öffnende geburtshilflich-neonatologische Abgrund längst nicht immer überbrückt werden kann. Auf das Problem der Regionalisierung und des Transports wird noch einzugehen sein.

Die Forderung mancher Kinderärzte und mancher mit der Erstversorgung nicht vertrauter Geburtshelfer, in jeden Kreißsaal gehöre ein Neonatologe, ist verständlich, bedeutet aber in dieser absoluten Formulierung einen Griff nach den Sternen. Ausgehend von solchen Wünschen und selbstverständlich mehr noch von Idealvorstellungen, die Hochrisikoschwangerschaften, die mit einem überproportionalen Anteil an perinatalen Verlusten einhergehen, in maximaler Weise zu versorgen, kommt man zu Idealbildern mit der Vereinigung der Frauen- und Kinderklinik unter einem Dach und des Wand-an-Wand-Arbeitens des Geburtshelfers und des Neonatologen. Nur an ganz wenigen Orten sind solche Modelle verwirklicht, und nur ein verschwindend kleiner Prozentsatz der geborenen Kinder profitiert von diesen Einrichtungen. Es ist in der derzeitigen gesundheitspolitischen Landschaft kaum zu erwarten, daß in den nächsten Jahren eine größere Zahl solcher Zentren, die ja eigentlich erst mit jährlichen Geburtenzahlen von mehreren Tausend ökonomisch arbeiten können, aus dem Boden schießen werden.

Eine wichtige Aufgabe dieser Zentren – man möchte mit Hesse sagen katalanischer Dörfer der Medizin – ist darin zu sehen, die Fachgebiete Geburtshilfe und Neonatologie zu einer idealen Verzahnung zu bringen, so daß die darin ausgebildeten Geburtshelfer auch für das Kind mit vollem Können zur Verfügung stehen. Es sollte ihnen später an einem kleineren Hause möglich sein, einerseits die Risikoabschätzung für Mutter und Kind zuverlässig vorzunehmen und andererseits ein Risikoneugeborenes kompetent erstversorgen zu können. Umgekehrt profitiert der in Ausbildung stehende Pädiater in hohem Maße von dieser Verzahnung. Damit sei auch unterstrichen, daß die kollegiale Zusammenarbeit auf *allen Ebenen* für die Prognose eines Risikokindes einen entscheidenden Faktor darstellt.

2. Richtungweisende pathophysiologische Grundlagen

Das Zusammenwirken von Neonatologe und Geburtshelfer konzentriert sich heute vor allen Dingen auf das bezüglich der Prognose des Kindes wichtigste Problem der modernen Geburtshilfe: die Frühgeburtlichkeit. Die Geburtsleitung beeinflußt die Prognose eines frühgeborenen Kindes in entscheidendem Maße. Das unreife Kind ist besonders empfindlich gegenüber Hypoxie, Trauma und Infektion. Mögliche Folgen der Hypoxie sind zerebrale Schädigungen, intrakranielle Blutungen und die Zerstörung des Antiatelektasefaktors mit konsekutiv erhöhtem Risiko eines Atemnotsyndroms.

Als Paradigma für die pathophysiologischen Grundlagen zu unserem Thema sei kurz auf unsere derzeitigen Kenntnisse der Entstehung der Hirnblutung als der am schwersten lastenden Problematik bei kleinen unreifen Kindern eingegangen.

Etwa die Hälfte der Frühgeborenen unter 1500 g erleiden Hirnblutungen, die zu einem hohen Prozentsatz vom arteriovenösen Gefäßbett der unter den Seitenventrikeln gelegenen Keimmatrix ausgehen. Stärkere subependymale Blutungen dringen ins Ventrikelsystem ein und dehnen sich unter Umständen bis in den Subarachnoidalraum aus. Obstruktiv und auf dem Boden einer reaktiven Arachnoiditis kann ein progressiver Hydrocephalus internus entstehen. Bei Ausdehnung der Blutung in das Hirnparenchym kommt es zur Destruktion von Neuronen, und später finden sich in diesen Bereichen häufig Zeichen der zystischen Degeneration. Je unreifer ein Kind ist, desto stärker vaskularisiert ist das Keimlager und desto unreifer, d. h. fragiler, ist der Wandaufbau der dort verlaufenden Gefäße. Dazu kommt, daß die Endothelien der unreifen Gefäße leicht durch einen Sauerstoffmangel geschädigt werden (6).

Von zentraler Bedeutung sind Änderungen des zerebralen Blutflusses. Bei einem Gestationsalter unter 32 Wochen scheint auch ein nur geringfügig erhöhter Blutfluß bereits eine kapilläre Blutung in der Keimmatrix auslösen zu können. Auslösender Faktor könnte eine Hypoxie mit Blutdruckschwankung und Zusammenbruch der Autoregulation sein.

Autoregulation heißt, daß bei konstantem pH und konstantem pCO_2 die Hirndurchblutung in weiten Grenzen unabhängig vom arteriellen Mitteldruck ist. Fällt die Autoregulation aus, erfolgt die Hirndurchblutung rein druckpassiv, d. h., daß nur in einem eng umschriebenen Druckbereich die Hirndurchblutung adäquat ist. Steigt der arterielle Mitteldruck an, kommt es zur Blutung, fällt er ab, was auch bei tiefen pCO_2-Werten erfolgt, ergibt sich eine Hirnischämie und Malazie (7).

In bezug auf die Erstversorgung sind vordringlich eine *ausreichende Sauerstoffzufuhr* und *größte Sorgfalt* bei allen Manipulationen zu fordern, um Blutdruckschwankungen zu vermeiden und die Autoregulation nicht zu gefährden. Im Klartext heißt das beispielsweise: schonendste Maskenbeatmung und Vermeidung forcierter Intubationen. Ein primär gesundes frühgeborenes Kind kann ohne weiteres durch nicht optimale Reanimationsmaßnahmen in eine schwere Bedrohung kommen.

3. Zustandsdiagnostik

Eine zuverlässige Zustandsdiagnostik unmittelbar post partum ist sowohl für die Geburtshilfe als auch für die Neonatologie wesentlich. Einerseits erlaubt diese Diagnostik eine epikritische Beurteilung des Schwangerschafts- und Geburtsverlaufs, andererseits bringt sie wichtige Informationen für prognostische Folgerungen. Großer Wert ist auf eine exakte und strenge Zustandsdiagnostik zu legen. Die Apgar-Benotung muß genau nach 1, 5 und 10 min erfolgen. Dazu bedient man sich mit Vorteil einer elektronischen Uhr mit akustischem Signal bei den erwähnten Zeiten. Manchmal fehlt es nicht nur an der zeitlichen Präzision, sondern auch an der sorgfältigen Beobachtung.

Aus rein physiologischen Gründen kann ein frühgeborenes Kind nicht die Maximalnote 10 erreichen. Bei Frühgeborenen liegen andere Tonusverhältnisse vor als bei Terminkindern. Bis zu einem Gestationsalter von 30 Wochen besteht eine weitgehende Hypotonie, die Extremitäten befinden sich in Steckstellung. Mit 32 bis 34 Wochen tritt die Flexionshaltung der unteren Extremitäten in Erscheinung, die oberen Extremitäten bleiben schlaff. Ähnliches gilt für die Reflexerregbarkeit und für die Atmung. Hohe Apgar-Ziffern bei Frühgeborenen sind leider oft eine Selbsttäuschung und schließen die Gefahr unberechtigter Sicherheit in sich.

Das Beurteilen des Neugeborenen allein nach dem Apgar-Score ist unzulänglich. Eine weit bessere postpartuale Hypoxiediagnostik (das ist ja das Zentrale) kann nur durch die Kombination der Apgarziffer mit der pH-Messung im Nabelarterienblut erreicht werden. Aus der differenzierten Wertung von Apgar-Zahl und pH-Wert läßt sich ein kurz vor der Geburt aufgetretener Hypoziezustand (Apgar normal, pH tief) von einer länger bestehenden Hypoxiephase (Apgar tief, pH tief) und schließlich auch von einem medikamentös bedingten Depressionszustand, beispielswiese einer Narkoseeinwirkung (Apgar tief, pH normal), unterscheiden. Die Diskrepanz zwischen Apgar- und pH-Wert schließt also eine Hypoxie, mindestens eine länger dauernde aus, während das Gleichziehen der beiden Parameter ernsthaft ist.

4. Vorbereitung

Abschließend noch einige Bemerkungen zur Vorbereitung der Reanimation.

Die Geburt eines deprimierten Kindes ist bei sorgfältiger Beobachtung des Schwangerschafts- und insbesondere des Geburtsverlaufes fast immer voraussehbar. Die unterbliebene Vorbereitung zur Reanimation des Neugeborenen muß daher auch als ein rein geburtshilfliches Versagen bezeichnet werden.

Die primäre Reanimation kann nicht improvisiert werden, die Gebärsäle müssen entsprechend ausgerüstet sein. Will man sich vor unliebsamen Überraschungen schützen und das Kind vor katastrophalen Folgen bewahren, ist es unumgänglich, das Material regelmäßig auf seine Vollständigkeit und Funktionstüchtigkeit zu prüfen. Dabei muß dieses Material sowohl dem Geburtshelfer als auch dem Neonatologen genügen, denn hier liegt eine außerordentlich wichtige Nahtstelle!

Die Grundsätze der Asepsis sind zu beachten. Der Erfolg einer Reanimation steht in Frage, wenn das Neugeborene durch die lebensrettenden Maßnahmen infiziert wird. Wir waschen Hände und Vorderarme wie vor einem operativen Eingriff. Absaugkatheter, Tubi, Laryngoskopspatel liegen steril bereit.

Wärmestrahler am Reanimationsplatz müssen 10 bis 20 min vor der Geburt eingeschaltet werden. Die Temperatur einer allfällig heizbaren Unterlage ist sorgfältig zu überprüfen.

In organisatorischer Hinsicht stellen Zwillings- bzw. Mehrlingsgeburten besondere Probleme dar. Da bei Mehrlingskindern wegen Unreife und vermehrten Geburtskomplikationen mit höheren Risiken zu rechnen ist, erfordert die Erstversorgung eine entsprechende Planung. Grundsätzlich müssen für jedes Kind ein kompetenter Arzt, eine Schwester und ein vollwertig ausgerüsteter Reanimationsplatz zur Verfügung stehen. In Verantwortung den Kindern gegenüber muß sich eine geburtshilfliche Klinik stets die Frage stellen, ob sie bei der Übernahme einer Mehrlingsgeburt diese wesentliche Voraussetzung erfüllt.

Bei der Reanimation entscheiden oft Sekunden. Wenn von Sekunden die Rede ist, geht die Meinung nicht dahin, daß die unmittelbare postnatale Behandlung eines beeinträchtigten Neugeborenen in rasantem Tempo abzulaufen habe, vielmehr soll damit ausgedrückt werden, daß es keine Zeitverluste durch Unklarheiten im Arbeitsablauf und durch Suchen von Geräten und Ersatzgeräten geben darf.

Spezielles

1. Wärmeerhaltung

Die Gefährdung neugeborener und insbesondere frühgeborener Kinder durch Unterkühlung entspricht uralter Erfahrung. Allerdings wird auch heute noch oftmals den Maßnahmen zur Vermeidung des Wärmeverlustes zu wenig Beachtung geschenkt.

Bei der Geburt fällt die Umgebungstemperatur des Kindes von rund 37° C abrupt auf die viel tiefer liegende Temperatur im Gebärsaal ab. Das Neugeborene steht in Gefahr, einen massiven Temperatursturz zu erleiden. Während der ersten Lebensminuten ist bei einer Raumtemperatur von 23° C mit einem Temperaturabfall von ca. 0,3° C/min zu rechnen (Abb. 1). Am bedrohlichsten verläuft die Auskühlung bei

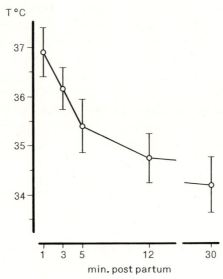

Abb. 1. Postnataler rektaler Temperaturabfall bei gesunden Neugeborenen, die der Gebärsaaltemperatur ausgesetzt waren. [Nach (1)]

Kindern mit verminderten Energiereserven, hypoxischer Beeinträchtigung und vor allem bei Frühgeborenen.

Die Wärmeverluste gegen die Umgebung sind beim Frühgeborenen wegen der relativ großen Körperoberfläche und wegen des weniger stark ausgebildeten isolierenden subkutanen Fettpolsters ausgeprägter als beim Terminkind. Lebhafte Kinder nehmen bald nach der Geburt eine Flexionshaltung des ganzen Körpers ein und reduzieren auf diese Weise das vom Wärmeverlust betroffene Oberflächengebiet. Frühgeborene und kranke Kinder zeigen diese schützende Reaktion nur in beschränkter Weise.

Eine Kältebelastung verschärft die zirkulatorischen und biochemischen Veränderungen, wie sie bei einem subpartualen oder neonatalen Sauerstoffmangel auftreten, d. h., es kommt zu einer Verschärfung der metabolischen Azidose und der Hypoglykämie. Ferner verschiebt sich die Sauerstoffdissoziationskurve nach links, und dies bedeutet eine erschwerte Sauerstoffabgabe in den Geweben, so daß sich ein unheilvoller Circulus vitiosus einstellt.

Die Wärmeabgabe an die Umgebung erfolgt über 4 Wege:
– Durch Strahlung erfolgt ein Wärmeaustausch mit der Umgebung, mit den Wänden, Fenstern und Türen.
– Durch Konvektion wird Wärme an die umliegende Luft abgegeben.
– Durch Verdunstung geht Wärme aus dem Respirationstrakt und von der Haut verloren.
– Schließlich besteht ein Wärmeaustausch mit der Unterlage durch Konduktion.

Je kühler die Umgebungstemperatur ist, desto größer werden die Wärmeverluste durch Strahlung und Konvektion. Über diese beiden Kanäle geht in der Regel am meisten Wärme verloren. Das Ausmaß der Wärmestrahlung entwickelt sich mit der 4. Potenz der Temperaturdifferenz zu den umgebenden Flächen wie Wände, Fenster, Türen! Zugluft läßt die Verluste durch Konvektion rapide ansteigen.

Ausgehend von diesen physikalischen Gesetzmäßigkeiten ergeben sich die Richtlinien für die Wärmeerhaltung:
– Die Reanimation soll in einem gut geheizten Raum stattfinden.
– Der Reanimationsplatz muß möglichst weit entfernt von kalten Wänden, Fenstern und Türen plaziert sein.
– Das Neugeborene muß sofort nach der Geburt mit vorgewärmten Tüchern, am besten weichen Moltontüchern, abgetrocknet werden.
– Auftreten von Zugluft ist zu vermeiden, einem ständigen Hin und Her um das Kind muß Einhalt geboten werden.
– Leistungsstarke Wärmequellen sind eingeschaltet, die Unterlage ist vorgewärmt.

Als Wärmequellen haben sich Strahler bewährt. Sie müssen aber leistungsstark und richtig adjustiert sein, damit das Kind im vollen Strahlungsbereich liegt.

Strahler haben auch Nachteile, und ihre Anwendung birgt auch Gefahren in sich. Die Wärmezufuhr ist nicht gleichmäßig. Die Vorderseite des Kindes erhält die größte Wärmezufuhr, während seitlich und hinten nur wenig oder keine Strahlungswärme hinkommt. Möglicherweise liegen Bein und Füße bereits außerhalb einer ausreichenden Wärmezufuhr. Bei Frühgeborenen mit ihrer wasserreichen und leicht wasserdurchlässigen Haut können Wasserverluste mit konsekutiven metabolischen und zirkulatorischen Veränderungen gefährliche Ausmaße annehmen.

Das heißt nichts anderes, als daß der Reanimationsplatz unter dem Wärmestrahler kein Ort ist, wo das Kind während längerer Zeit liegen bleiben darf. Erfahrungsgemäß reichen heizbare Unterlagen wie Heizkissen und Wärmeplatten alleine nicht zur Erhaltung der Körpertemperatur aus, solange die Raumtemperatur nicht über 25° C liegt. Diese Vorrichtungen sind übrigens nicht ungefährlich im Hinblick auf mögliche Verbrennungen.

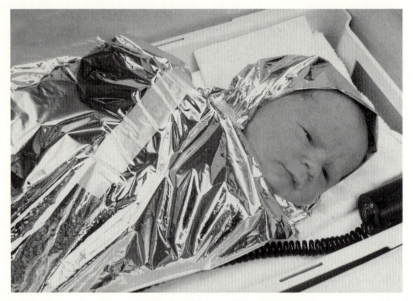

Abb. 2.   Silberwindelanzug

Schließlich sei noch kurz der Silberwindelanzug erwähnt (Abb. 2). Bei der Silberwindel handelt es sich um eine Polyesterfolie mit dünner Aluminiumbeschichtung, die weich und anschmiegsam ist. Wärmeverluste durch Abstrahlung, Konvektion und Verdunstung (nicht aber durch Konduktion) lassen sich damit weitgehend vermeiden. Nur das Kind mit trockener Haut darf eingewickelt werden. Flüssigkeitsansammlungen (Fruchtwasser, Urin, Mekonium) können zu kalten Pfützen werden! Wir verwenden den Silberwindelanzug nur für Transporte innerhalb der Klinik oder für die Verlegung im Transportinkubator.

2. Absaugen

Bei der Geburt per vias naturales kommt es zur Auspressung der Fruchtwalze. Nach der Geburt des Kopfes fließt reichlich Flüssigkeit aus den Luftwegen und den Lungen ab. Die abgepreßten Sekretmengen können beim Terminkind bis zu 40 ml ausmachen. Kinder, die per sectionem zu Entbindung kamen, weisen in ihren Lungen und Luftwegen mehr Flüssigkeit auf als vaginal geborene Kinder, da der Auspressungsmechanismus bei der Schnittentbindung nur angedeutet zur Auswirkung kommt. Bei

Kindern, die aus der Beckenendlage geboren werden, liegt ebenfalls mehr Flüssigkeit in den Luftwegen vor, weil der Sekretabfluß aus Mund und Nase beim nachfolgenden Kopf erschwert ist. All diese Kinder sind besonders sorgfältig abzusaugen.

Als Erstmaßnahme saugen wir bereits auf dem Operationstisch oder dem Gebärbett kurz beide Backentaschen, den Oropharynx und erst dann die Nase ab. Für das Ingangkommen der Atmung fallen thermische und taktile Stimulationen am meisten ins Gewicht. Als besonders empfindlich gelten Fußsohle und Nasenschleimhaut. Wenn wir die Nase vor dem Mund absaugen, besteht die Gefahr, daß das Kind mit der ersten Inspriationsbewegung aspiriert.

Streng zu vermeiden sind Verletzungen der Nasenmukosa. Ein besonderes Problem für kleine und unreife Frühgeborene ist das Offenhalten der Luftwege. Daran sind Muskeln auf verschiedenen Ebenen beteiligt, deren Steuerung noch wenig erforscht ist. Ihre Aufgabe ist es, den Atmungswiderstand in der Inspiration klein zu halten und in der Exspiration zu erhöhen, um so das Residualvolumen konstant zu halten. Eine zentrale Rolle dürfte dem Larynx bzw. seiner Beweglichkeit während In- und Exspiration im Sinne der Ab- und Adduktion zukommen. Im Rahmen der primären Reanimation ist bedeutungsvoll, daß Neugeborene obligate Nasenatmer sind. Der Nasenwiderstand macht 20–50 % des gesamten Luftwiderstandes aus (3). Verletzungen der Nasenschleimhaut und ödematöse Schwellungen, wie sie nach Traumatisierung auftreten können, lassen diesen Widerstand rapide ansteigen und bringen das Kind in große Gefahr. Wir schieben daher den Absaugkatheter nicht in die Nasengänge hinein, sondern setzen die Spitze nur an die Nasenöffnung. Das routinemäßige Suchen nach einer Choanalatresie ist aus diesen Gründen obsolet.

Es ist der Vorschlag gemacht worden, bei vaginalen Geburten Mund, Rachen und Nase sofort nach Austreten des Kopfes, d. h. noch vor der Geburt des Thorax abzusaugen. Mit diesem Vorgehen soll vermieden werden, daß ausgepreßte Lungenflüssigkeit oder gar Mekonium mit dem Zurückfedern des Thorax nach dessen Austritt in die Trachea gelangt. Dieser Vorschlag ist nicht ohne Problematik, denn bei Spontangeburten ist das Gesicht in der Regel zur Unterlage und dammwärts der Mutter gerichtet, so daß der Zugang zum kindlichen Mund und zu den Nasenöffnungen recht mühsam ist. Im weiteren darf für dieses Absaugen nur wenig Zeit beansprucht werden, denn Schultern und Thorax müssen zügig entwickelt werden, um nicht das Risiko schwerer zirkulatorischer Störungen (bis hin zum Herzstillstand) einzugehen.

Wenn bei einer Schnittentbindung der Operateur das Kind bereits auf dem Operationstisch abgesaugt hat, soll der verantwortliche Kollege am Reanimationstisch mit dem Absaugen nicht perseverieren, sondern endlich für eine Sauerstoffzufuhr besorgt sein. Ferner ist zu warnen vor energischem und blindem Stochern mit dem Katheter in allgemeiner Richtung Pharynx-Larynx. Nicht selten führen solche Aktionen zu bedrohlichen Zuständen mit Apnoe und Schlaffheit bei primär vitalen Kindern. Die Ursache dafür liegt in einem durch mechanische Reize bedingten Laryngospasmus. Wichtiger als das Entfernen der letzten Spuren von Lungenflüssigkeit oder Fruchtwasser ist die Vermeidung schwerwiegender Gefährdungen.

Wichtig ist das sorgfältige Absaugen vor allem beim Vorliegen von Mekonium. 60% der Kinder mit mekoniumhaltigem Fruchtwasser haben dieses auch aspiriert, und ungefähr 20% entwickeln in der Folge Probleme wie Atemnotsyndrom, Pneumonie und Pneumothorax. Es stellt sich in diesen Fällen die Frage nach der primären Intubation mit endotrachealem Absaugen, eine Maßnahme, auf die wir noch zurückkommen. Ob bei jedem Mekoniumabgang routinemäßig laryngoskopisch kontrolliert und abgesaugt werden soll, kann diskutiert werden. Allerdings sind solche Maßnahmen in Relation zum Allgemeinzustand des Kindes zu stellen. Die übereifrige oder gar forcierte Laryngoskopie hat zu unterbleiben, und zwar vor allen Dingen bei Frühgeborenen. Dadurch verursachte Irritationen, Blutdruckschwankungen und Hypoxiephasen können – wie ausgeführt – intrazerebrale Blutungen provozieren.

Das Absaugen des Magens ist sinnvoll, vor allem zur Vermeidung einer Regurgitation von Mageninhalt im Zuge weiterer Reanimationsmaßnahmen im Sinne der Maskenbeatmung, die immer zu einer gewissen Aufblähung des Magens führt. Mit dem Absaugen des Magens ergeben sich auch Hinweise auf allfällige Mißbildungen. Kann der Magen nicht sondiert werden, deutet dies auf eine Ösophagusatresie hin. Bei der Verwendung dünner, weicher Katheter kann die Diagnose allerdings verpaßt werden, die Sonde rollt sich auf. Die Menge des abgesaugten Mageninhaltes soll gemessen werden. Mengen, die größer als 15 ml sind, lassen den Verdacht auf eine Stenose im oberen Darmtrakt aufkommen.

Im Rahmen der primären Reanimation haben sich Mundabsaugkatheter aus Kunststoff, die steril verpackt als Einmalgeräte zur Verfügung stehen, bewährt. Die Vorteile liegen in erster Linie in der absoluten Betriebssicherheit, der Unabhängigkeit von irgendwelchen Installationen und der guten Kontrolle des Unterdrucks. Der wesentlichste Nachteil bei der Verwendung von Mundabsaugkathetern liegt in der Infektionsgefahr. Oftmals wird das Gerät nach Gebrauch unbekümmert abgelegt, gar noch weitere Male gebraucht, wobei durch das längst unsterile Mundstück die Asepsis verlorengeht. Ferner ist es unstatthaft, den Absaugkatheter auszublasen. Gebrauchte Katheter sind unverzüglich wegzuwerfen.

Bezüglich Asepsis sind Vakuumanschlüsse sicherer. Bei festen Reanimationsplätzen wird der Einmalkatheter an der zentralen Vakuumanlage angeschlossen. Der Unterdruck ist sorgfältig zu kontrollieren. Es werden Drücke von -10 bis -15 cm, höchstens bis -30 cm H_2O empfohlen.

3. Beatmung mit Maske und Beutel

Kinder, die nach dem routinemäßigen Absaugen nicht mit der Spontanatmung einsetzen, sind zu beatmen. Mit dem Absaugen der oberen Luftwege werden in genügender Weise Reize gesetzt zur Anregung der Atmung, das Setzen irgendwelcher weiterer Stimuli bedeutet in der Regel nur einen unnötigen Zeitverlust. Obsolet ist die Anwendung gewisser Tricks, wie beispielsweise das gnadenlose Reiben der Fußsohlen des neugeborenen Kindes.

Oftmals wird diskutiert, ob primär der Maskenbeatmung oder der Intubation der Vorzug zu geben sei. Diese Frage stellt sich in besonderer Weise bei Frühgeborenen und ganz allgemein bei Vorliegen von Mekonium. Die endotracheale Intubation stellt das sicherste Verfahren zur Freihaltung der Atemwege und zur Beatmung dar. Es ist aber falsch, wenn wenig Geübte in gutem Glauben Intubationsversuche unternehmen und dabei die ersten und wertvollsten Lebensminuten eines neugeborenen Kindes unnütz verrinnen lassen.

Das deprimierte Kind braucht jetzt unbedingt Sauerstoff! Mit Maske und Beutel kann ohne Verzug in ausreichendem Maße die Beatmung aufgenommen worden. Zeigt sich, daß eine länger fortgesetzte Beatmung nötig ist, muß intubiert werden. Erfahrungsgemäß gelingt auch dem weniger Geübten in dieser Phase die Intubation viel leichter.

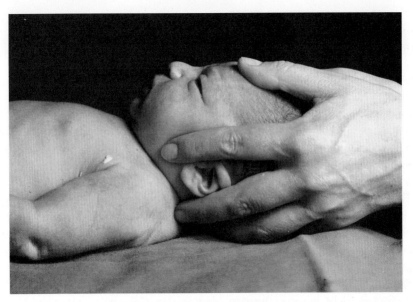

Abb. 3. Die falsche Kopfhaltung

Offensichtlich stellt die Beatmung mit Maske und Beutel die weitaus häufigste und damit auch die wichtigste Reanimationsmaßnahme dar. Voraussetzung für eine wirkungsvolle Beatmung mit Maske und Beutel ist die richtige Kopfhaltung. Bei Rückenlage des Kindes auf einer flachen Unterlage nimmt der Kopf, besonders bei Vorliegen einer Geburtsgeschwulst, eine deutliche Flexionshaltung ein (Abb. 3). Dabei besteht die Gefahr, daß Kiefer und zurückfallende Zunge die Luftwege im Hypopharynxbereich einengen.

Richtigerweise bringen wir den Kopf in eine mäßig starke Deflexion. Die oberen Luftwege werden dabei maximal eröffnet, besonders wenn durch leichtes Anheben

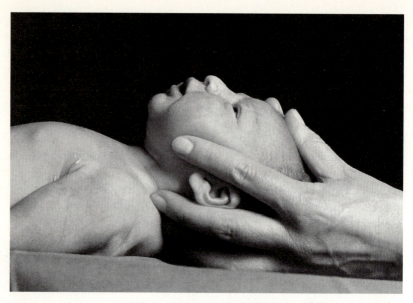

Abb. 4. Die richtige Kopfhaltung

des Kieferwinkels der Zungengrund angehoben wird (Abb. 4). Diese Haltung des kindlichen Kopfes ist von überragender Bedeutung für die Beatmung mit Maske und Beutel. Eine in Überstürzung vorgenommene Beatmung ohne Berücksichtigung dieses wichtigen Details bleibt erfolglos.

Eine Bemerkung am Rande: Oftmals wird darauf hingewiesen, daß für die Erstversorgung des frühgeborenen Kindes allein nur noch der Neonatologe zuständig sei, weil dem Geburtshelfer dazu die nötige Erfahrung fehle. Diese Feststellung steht gewiß auf solidem Grunde und ist zu akzeptieren, wenn mit dem erwähnten Neonatologen ein in seinem Fach sehr erfahrener Kollege gemeint ist. In bezug auf das erwähnte grundlegende Detail der Kopfhaltung des Neugeborenen muß aus anästhesiologischer Sicht bemerkt werden, daß in den Gebärsälen manchmal mit wenig Sachkenntnis mit Maske und Beutel hantiert wird. Anknüpfend an die Forderung, daß nur der Neonatologe oder Pädiater für das neugeborene Kind zuständig sei, könnte nun gefordert werden, für die so wichtige und folgenträchtige primäre Reanimation sei allein der *anästhesiologisch geschulte* Geburtshelfer oder Neonatologe kompetent.

Die korrekte Handhabung mit Maske und Beutel muß geübt werden. Um diesbezüglich zu üben, setzen wir Kindern, die spontan atmen und noch etwas Sauerstoff benötigen, die Maske mit dem Beutel auf. Es läßt sich dann sehr leicht prüfen, ob Köpfchen und Maske richtig gehalten werden, denn an den Ventilen des Beutels muß das lebhafte Spiel der Inspiration und Exspiration sichtbar werden (Abb. 5). Diese Übungsgelegenheit bietet sich im Gebärsaal tagtäglich.

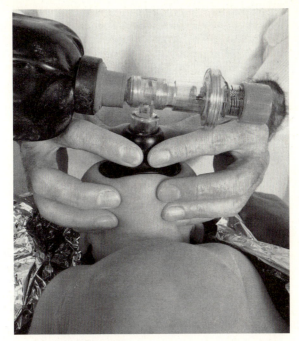

Abb. 5. Übung zum richtigen Halten von Köpfchen und Maske

Bei der Beatmung fassen drei Finger der linken Hand den Unterkiefer des Kindes, Kleinfinger und Ringfinger heben den Kieferwinkel an, Daumen und Zeigefinger fassen die Beatmungsmaske. Die andere Hand betätigt in leichter Weise den Beutel (Abb. 6). Der Beatmungseffekt muß durch Beobachten der Atemexkursionen des Thorax, die allerdings wegen der annähernd horizontal stehenden Rippen nur gering sind, kontrolliert werden. Die Beatmungsfrequenz sollte bei ca. 60/min liegen. Im übrigen darf die Herzfrequenz, insbesondere der Anstieg der Frequenz aus dem bradykarden Bereich, als Maßstab für den Beatmungserfolg gewertet werden. Nach der Maskenbeatmung muß nochmals der Magen abgesaugt werden. Während der Beatmung wird auch Luft durch den Ösophagus in den Magen eingepreßt, die die Zwerchfellexkursionen bei einsetzender Spontanatmung behindern könnte.

Die Beatmung mit Maske und Beutel gilt als die wichtigste und gewiß auch als sichere Reanimationsmaßnahme. Auf zwei Ausnahmezustände sei allerdings hingewiesen. Bei der Choanalatresie ist sie weitgehend erfolglos, und bei der Zwerchfellhernie kann sie durch Aufblähung des allenfalls in den Thoraxraum geschlagenen Magens verhängnisvoll sein. Der Verdacht auf Zwerchfellhernie drängt sich dann auf, wenn ein Kind mit guter Ausgangssituation sehr rasch schwerste respiratorische Probleme zeigt. Man sollte an die Diagnose denken, besser natürlich, diese bereits ultrasonographisch in utero stellen. Eine kinderchirurgische Intervention hat unverzüglich zu erfolgen.

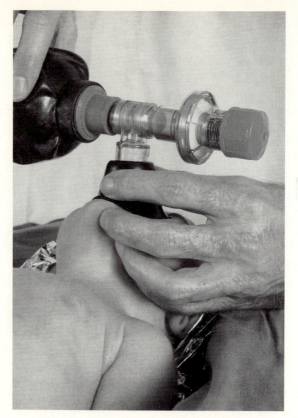

Abb. 6. Beatmung mit Maske und Beutel

4. Intubation

Die Indikation zur Intubation soll großzügig gestellt werden. Wir empfehlen, nach dem routinemäßigen Absaugen das Kind mit Maske und Beutel zu beatmen, um ihm vor der Belastung durch die Intubation dringend benötigten Sauerstoff zuzuführen. Im Rahmen der Erstversorgung wird in der Regel die orotracheale Intubation durchgeführt (Abb. 7).

Wir verwenden weitlumige Polyvinyltubi mit einem Lippenplättchen, das die zu tiefe und damit einseitige Intubation verhindert. Wiederum ist zu warnen vor forcierter Manipulation. Die Intubation ist dann richtig, wenn sie leicht und speditiv vonstatten geht. Wenn sich das Kind wehrt und preßt, besteht neben der Gefahr der Alteration der zerebralen Durchblutung auch die Gefahr des Pneumothorax.

Eine gute Idee zur Fixation des Tubus hat Kopelman mitgeteilt (5): Der Kopf des Neugeborenen wird in eine ganz gewöhnliche chirurgische Gesichtsmaske gelegt, mit den Bändern läßt sich der Tubus leicht und sicher übers Kreuz geknotet fixieren (Abb. 8).

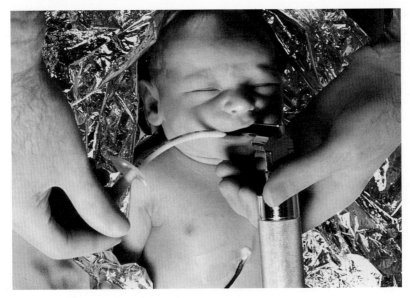

Abb. 7. Intubation

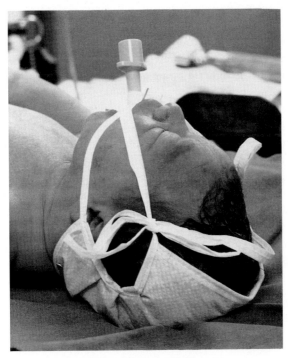

Abb. 8. Fixation des Tubus

Die Intubation wird in der Regel nicht allein durch den Arzt vorgenommen, hier kommt daher dem Teamwork große Bedeutung zu. Für das Gelingen ist das Hand-in-Hand-Arbeiten zwischen Arzt und Hebamme oder Schwester eine wichtige Voraussetzung. Es empfiehlt sich dringend, klinikintern immer wieder entsprechende Übungen an einem Phantom durchzuführen.

Wie die Intubation, hat auch das endotracheale Absaugen bei den Frühgeborenen mit größter Vorsicht zu erfolgen. Messungen des intrakraniellen Drucks, während und nach dem Absaugen mit oder ohne Muskelrelaxierung, haben gezeigt, daß bei kritisch kranken Frühgeborenen mit Atemnotsyndrom in nichtrelaxiertem Zustand die Druckwerte wesentlich stärker anstiegen als bei relaxierten Kindern. Bezüglich zerebraler Perfusion zeigten die nichtrelaxierten Kinder einen markanten Abfall (4). Das kritiklose Absaugen bei frühgeborenen Kindern kann daher verheerende Folgen haben.

Die Beatmung über den Tubus ist naturgemäß wirkungsvoller als die Maskenbeatmung. Zu beachten ist die Höhe des aufgebrachten Drucks. Bei der Anwendung des Ambu-Baby-Beutels hängt die Höhe des Beatmungsdrucks mehr oder weniger linear von der Anzahl der Finger ab, mit der der Beutel komprimiert wird. Durch Kompression des Beutels mit Daumen und Zeigefingerspitze wird ein Druck in der Größenordnung von 15 – 20 cm H_2O erzeugt. Mit jedem zusätzlichen Finger steigt der Beatmungsdruck um ca. 5 cm H_2O an. Diese Druckrelationen sind in besonderer Weise zu beachten beim Amnioninfektsyndrom und bei der Mekoniumaspiration wegen der erhöhten Gefahr des Auftretens eines Pneumothorax. Wiederum liegt die Beatmungsfrequenz bei 60/min. Inspirations- und Exspirationsphase sollten etwa gleich lang sein. Im Rahmen der primären Reanimation darf mit reinem Sauerstoff beatmet werden. Die unkontrollierte Sauerstoffgabe bis zu einer Zeitdauer von einer Stunde gilt heute als gefahrlos.

Die Vermeidung eines Sauerstoffmangels einerseits und die respiratorischen Reanimationsmaßnahmen andererseits, die nun einmal mit Irritationen oder gar Traumatisierungen einhergehen, bedingen ein höchst belastendes Spannungsfeld. Die Anforderungen an den reanimierenden Arzt sind derart hoch, daß nur der beste und erfahrenste gut genug ist. Die Mehrzahl der kleinen Frühgeborenen muß intubiert werden (Abb. 9). Ob primär die orotracheale oder die nasale Intubation richtig ist und ob allenfalls umintubiert werden soll, muß im Einzelfall entschieden werden. Die Verzahnung von Geburtshilfe und Neonatologie hat in diesen Situationen ihre Bewährungsprobe zu bestehen. Organisationsrichtlinien sind wichtig, das besonnene, situative Vorgehen könnte noch wichtiger sein!

5. Pufferbehandlung und Volumengabe

Der Nabelvenenkatheterismus und die medikamentöse Korrektur der kindlichen Azidose, vor Jahren allgemein empfohlen und häufig praktiziert, ist heute völlig in den Hintergrund getreten. Die medikamentöse Therapie wurde jeweils erwogen,

Der Geburtshelfer im Umgang mit dem untergewichtigen Kind

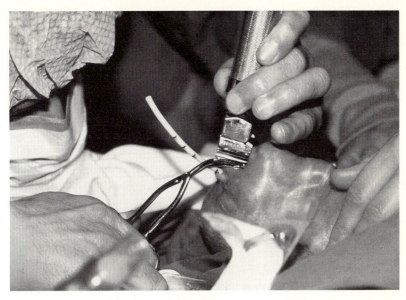

Abb. 9. Intubation beim Frühgeborenen

wenn sich trotz ausreichender Sauerstoffbeatmung der Depressionszustand nicht verbesserte. Heute kann gesagt werden, daß ein Kind, das so beeinträchtigt ist, daß eine sofortige Pufferbehandlung erwogen werden muß, durch eine Lücke im geburtshilflichen Überwachungsnetz geschlüpft ist. Durch die konsequente Anwendung der subpartualen Überwachung mit Kardiotokographie und Mikroblutuntersuchung und bei richtiger Interpretation der Befunde, insbesondere im prospektiven Sinne, sollte es uns möglich sein, länger anhaltende Sauerstoffmangelzustände, die bekannterweise zu schweren Graden der Beeinträchtigung führen, zu vermeiden. Der Nabelvenenkatheterismus ist an unserer Klinik seit Jahren nicht mehr durchgeführt worden.

Die Pufferzufuhr führt zu unheilvollen Osmolalitätssprüngen. Die rasche Zufuhr hyperosmolarer Lösungen, wie z. B. bei einer Pufferbehandlung, bedingt einen plötzlichen Wasserentzug aus dem sehr wasserreichen Hirngewebe des Frühgeborenen und damit einen Abfall des intrakraniellen Drucks. Zusätzlich wird das Kapillarendothel osmotisch geschädigt. Durch die Abnabelung und durch eine allfällige Volumengabe steigt der arterielle Mitteldruck. Das Resultat kann eine Rhexisblutung sein. Erschwerend kommt dazu, daß der niedrige pH- und der hohe pCO_2-Wert bei der Asphyxie die Hirndurchblutung steigern. Die Hirngefäße stehen weit, während alle übrigen Gefäße enggestellt sind, so daß die hyperosmolale Lösung bevorzugt das Gehirn perfundiert (7). Nach heutigen Erkenntnissen darf eine Pufferbehandlung höchstens ganz langsam erfolgen, Bolusgaben sind kontraindiziert.

Wenn ein venöser Zugang eröffnet werden muß, soll dieser, wenn immer möglich, über eine Skalpvene erfolgen. Eine Volumenzufuhr ist zu erwägen bei einem hypovolämischen Schock. In Frage kommt die Gabe von 10 %iger Glukose zusammen mit einem Präparat, das in stabiler und biologisch aktiver Form das Spektrum der Serumproteine enthält.

Die Frage der Zufuhr von Flüssigkeitsvolumina oder Medikamenten stellt sich niemals so imperativ wie die Vornahme entsprechender Maßnahmen bei respiratorischen Insuffizienzzeichen. Im allgemeinen wird daher jede Art von medikamentöser Therapie zusammen bzw. in Absprache mit dem Neonatologen vorgenommen.

6. Überwachung im Inkubator

Neugeborene mit Zeichen der erschwerten Adaptation müssen überwacht werden. Dazu gehören reanimierte Kinder und insbesondere Frühgeborene, die nicht unverzüglich verlegt werden müssen. Verhängnisvoll könnten die Folgen von zu spät erkannten sekundären Störungen sein. Grundsätzlich ist es falsch, Kinder mit Adaptationsproblemen anzuziehen und im Kinderbettchen weiter beobachten zu wollen. Ebenfalls nicht geeignet für längere Beobachtungen ist, wie erwähnt, der Reanimationstisch mit dem Wärmestrahler. Richtigerweise gehören solche Neugeborene in einen vorgeheizten Inkubator, der am Bett der Mutter stehen soll. Als Universaltemperatur für die erste Lebensstunde gilt für alle Neugeobrenen 36° C. Der Inkubator bietet ideale klimatische Bedingungen, er ist aber vor allem ein ausgezeichnetes Hilfsmittel, um das Kind nackt, aus einiger Entfernung jederzeit in Sicht zu behalten. Farbwechsel, Atem- und Bewegungsstörungen werden sofort bemerkt.

Wegleitend für die Überwachung des Kindes im Gebärsaal sind die pathophysiologischen Besonderheiten des hypoxisch beeinträchtigten Kindes und der gestörten feto-neonatalen Adaptation. Das Hauptaugenmerk hat sich auf die beiden Funktionen Atmung und Kreislauf zu richten.

Bei den Anforderungen ist Rücksicht zu nehmen auf die begrenzten Möglichkeiten im Gebärsaalbetrieb. Es geht darum, mit wenigen klaren Beobachtungen ein Optimum an Informationen zu gewinnen, wir sprechen vom Adaptationsstatus.

Zur Beurteilung der Atmung ist die Atemfrequenz ein objektiver, quantifizierbarer, einfach zu erhebender Parameter. Von einer Tachypnoe spricht man bei einer Frequenz über 60/min, die Zyanose gibt Auskunft über die Oxygenierung des Blutes, ihre Beurteilung kann indes schwierig sein, zu beachten sind vor allem die zentralen Partien wie Lippen, Zunge, Ohren. Exspiratorisches Stöhnen, Einziehungen, Nasenflügeln sind charakteristische Zeichen des unvollständig entfalteten Alveolarbaums. Sind 2 dieser 5 positiv, spricht man von einem Atemnotsyndrom (Tab. 1).

Tab. 1. Adaptationsstatus: Überwachung der Atmung

- *Frequenz* (normal unter 60/min) („Respi")
- Zyanose
- Einziehungen
- Stöhnen
- Nasenflügeln

Die Adaptation des Kreislaufs wird durch die Registrierung der Herzfrequenz, allfälliger Geräusche, des Herzimpulses und der Mikrozirkulation verfolgt (Tab. 2). Die Mikrozirkulation (Rekolorationszeit) wird gemessen, indem man mit dem Daumen auf die Außenseite des Neugeborenenbeins drückt. Man läßt los und mißt die Zeit, bis sich die Haut wieder der Farbe der Umgebung angeglichen hat, was normalerweise in 2 – 3 sec geschieht.

Tab. 2. Adaptationsstatus: Überwachung des Kreislaufs

- *Herzfrequenz* (normal 100 – 160/min)
- Geräusche
- Herzimpuls
- Mikrozirkulation (herabgesetzt)

Laborkontrollen haben bei der Überwachung der Adaptation eine große Bedeutung, denn ein besonderes Merkmal Neugeobrener liegt darin, daß sie sich reaktionsarm und reaktionsträge verhalten. Bis Symptome offenkundig werden, kann eine Störung bereits ein beträchtliches Ausmaß erreicht haben. Im Gebärsaal wird aus Blutproben der gut vorgewärmten Ferse der pH-Wert, der Hämatokrit- bzw. Hämoglobinwert und der Blutglukosespiegel mit einer Schnellmethode bestimmt (Tab. 3).

Tab. 3. Adaptationsstatus: Laboruntersuchungen

- pH
- Hämatokrit/Hämoglobin
- Blutzucker

Blutentnahmen bei neugeborenen Kindern haben korrekt zu erfolgen. Die Vorwärmung mit nassen, gut gewärmten Tüchern umfaßt den ganzen Unterschenkel und den Fuß. Nach guter Desinfektion der Haut erfolgt der Einstich etwas seitlich des Kalkaneus, um Periost- und Knochenverletzungen zu vermeiden. Kapillaren und Teststreifen sind zügig zu füllen bzw. zu benetzen.

Für die neurologische Beurteilung, die hier nur am Rande erwähnt sei, sollen vorerst nur die Haltung und die Spontanbewegungen des Kindes beobachtet werden.

Ein Beispiel für eine Überwachung der postnatalen Adaptation im Gebärsaal zeigt Tab. 4: Nach unauffälligem Geburtsverlauf kommt ein Knabe von 3500 g und 51 cm Länge zur Welt; Apgar 8/9/10, pH im Nabelschnurarterienblut 7,32, pCO_2 40 mmHg. 17 min nach der Geburt fällt der Hebamme eine erschwerte Atmung auf, sie beobachtet Einziehungen und Stöhnen. Diese Störung der Adaptation indiziert die weitere Beobachtung des Kindes im Inkubator. Auf dem Protokollblatt erfolgen die entsprechenden Eintragungen mit Kreuzen. 10 min später wird das Kind erneut einem Status unterzogen, dabei fällt neu das sog. Munddreieck, eine leicht livide Verfärbung um den Mund, auf. Die Einziehungen und das Stöhnen persistieren. Neu

Tab. 4. Beispiel einer postnatalen Überwachung im Gebärsaal

Postnatale Adaptation, Geburt 22.43: ♂ 3500 g, 8/9/9 pH 7.32

Zeit	23.00	23.10	23.25
Atemfrequenz (no < 60)	42	40	48
Zyanose	–	Mund △	Mund △
Einziehungen	+	+	+
Stöhnen	+	+	+
Nasenflügeln	–	+	+
Herzfrequenz (no 100–160)	152	140	148
schlechte periph. Füllung	–	–	–
kalte Füße	–	–	+
Tonus vermindert apathisch	–	–	–
übererregbar abnorme Zittrigkeit	–	–	–
Rektaltemperatur	36.8	–	36.5
pH Ferse			
Hämatokrit			
Reflotest	2.6		
Inkubator Temperatur	35		
O₂ in %	4 l		

dazu kommt Nasenflügeln. 42 min nach der Geburt hat sich das Kind in keiner Weise verbessert. Aufgrund dieses Verlaufs wird Kontakt mit dem Neonatologen aufgenommen, der das Kind unter der Diagnose Atemnotsyndrom auf seine Intensivabteilung übernimmt. Es handelte sich um einen „early onset" einer Streptokokken-B-Pneumonie.

Mit diesem Überwachungsverfahren will nichts anderes erreicht werden, als Adaptationsstörungen so früh wie nur möglich zu erfassen und zu verfolgen. Es geht um die klare Weichenstellung, ob sich die Adaptation vollzogen hat oder ob das Kind krank ist und einer weiteren intensiven Behandlung bedarf.

Die Schweizer Neonatologiegruppe hat, basierend auf den Erfahrungen an vielen Kliniken, ein Überwachungsblatt für Neugeborene herausgegeben, das in übersichtlicher Weise alle wesentlichen Daten eines Neugeborenen von der ersten Minute bis in die ersten Lebenstage hinein protokollieren läßt (2). Mit diesem Überwachungsblatt, das eigentlich eine Krankengeschichte darstellt, wird versucht, eine Vereinfachung und Vereinheitlichung der Neugeborenenuntersuchung zu erzielen. (Das Überwachungsblatt kann über die Firma Nestlé S. A., 8050 Zürich bezogen werden.)

Regionalisierung

Allen Berichten über Regionalisierungskonzepte gemeinsam ist der Hinweis, daß sich der Anteil der zentralisierten Risikoschwangerschaften bescheiden ausnimmt. Breit ist die Straße, auf der die Risikokinder der Neugeborenen-Intensivbehandlung zugeführt, und schmal ist der Weg, auf dem die Risikoschwangerschaften der Geburtsabteilung des Zentrums zugewiesen werden (Abb. 10).

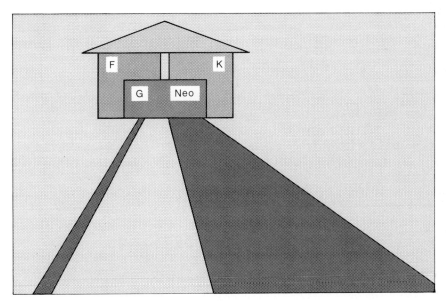

Abb. 10. Zugänge zum geburtshilflich-neonatologischen Zentrum

Einmal mehr fokussiert sich die Problematik auf die Frühgeborenen. Große Sammelstatistiken weisen bezüglich Morbidität und Mortalität signifikant bessere Zahlen für frühgeborene Kinder aus, die an einem entsprechend dotierten Zentrum geboren wurden als anderswo. Beispielsweise weiß man, daß kleine Frühgeborene (unter 1500 g), die auswärts geboren und in ein Zentrum transportiert wurden, 3mal häufiger intraventrikuläre Blutungen erleiden als die entsprechenden Kinder, die am Zentrum zur Welt kamen. Eine Zusammenstellung unseres Zentrums aus den Jahren 1982–84 weist für die transportierten Kinder der Gewichtsklasse 1000–2500 g bezüglich Sepsis und Beatmungsbedürftigkeit mehr als doppelt höhere Frequenzen aus als für die am Zentrum geborenen Kinder. Bezüglich Mortalität verhalten sich die Zahlen nach Abzug der mit lebensunfähigen Mißbildungen behafteten Kinder sogar im Verhältnis von 2:7 (Tab. 5).

Tab. 5. Geburtshilflich-neonatologisches Zentrum Kantonspital Aarau. Kinder der Gewichtsklasse 1000–2500 g der Jahre 1982–1984. Vergleich zwischen den am Zentrum geborenen zu den von auswärts verlegten Kindern

	Im Zentrum	Auswärts geboren
Zahl	178	186
Sepsis	6,2 %	14,5 %
Beatmung	6,7 %	17,2 %
Mortalität	4,5 %	6,5 %

Noch weiß man nicht, was im einzelnen schädigend wirkt. Wahrscheinlich stellt die Bedingung Geburt im kleineren Haus und Transport des Neugeborenen einen Komplex verschiedenster, im einzelnen noch nicht erforschter Schädigungsmöglichkeiten dar. Im Hinblick auf die erhöhte Gefährdung von Leben und Gesundheit frühgeborener und mangelversorgter Kinder setzt man mit dem Transportdienst ganz eindeutig auf das falsche Pferd. Solche Dienste bergen die Verführung in sich, an kleineren Häusern zu große Risiken einzugehen. Es sei auch daran erinnert, daß auch der schnellste Transportdienst bei unerwarteten Notfallsituationen, für welche die Geburtsklinik nicht vorbereitet und das lokale Personal nicht ausgebildet ist, immer zu spät kommt. Eine Liste weiterer Nachteile des Neugeborenen-Transports weist Tab. 6 aus.

Tab. 6. Nachteile des Neugeborenen-Transports

1. Neonatologen im Notfall nicht sofort verfügbar
2. Erschwerte Kommunikation zwischen Geburtshelfern und Neonatologen
3. Neonatologe mit wechselnden Räumlichkeiten und unterschiedlichen Hilfsmitteln konfrontiert
4. Reanimation dauert länger: vorsorgliche Maßnahmen im Hinblick auf Transport (Intubation, Infusion)
5. Abwesenheit der ausgeschickten Ärzte und Schwestern in der Klinik
6. Mechanische Belastungen während des Transportes: Schütteln, Virbrationen, Schleuderkräfte
7. Überwachung und allfällige Behandlung während des Transportes erschwert
8. Möglichkeit technischer Defekte während des Transportes: Wärme-, Sauerstoffzufuhr, Licht
9. Unfallgefahr
10. Trennung von Mutter und Kind

Nur eine kleine Minderheit von Hochrisiko-Neugeborenen muß nicht unmittelbar nach der Geburt in einer sehr kritischen Phase transportiert werden. Eine Analyse unserer neonatologischen Zuweisungen ergab, daß mindestens in $2/3$ bis $3/4$ der Fälle die Entwicklung lange vorauszusehen war. Die völlig ungefährliche Verlegung *in utero* hat in verschiedenen Regionen noch kaum Platz gegriffen. Weitere Fortschritte zur Verbesserung der perinatalen Mortalität und Morbidität und damit die Vermeidung von viel Leid ist allein von einer vernünftigen Regionalisierung zu erwarten. Regionalisierung muß der Einsicht entspringen, d. h., sie muß von allen gewollt werden. Noch steht ärztlicherseits da und dort falsches Prestigedenken im Vordergrund. Und noch findet sich in der Bevölkerung eine an sich rührende Treue zum unmittelbar Heimatlichen. Im Vertrauen zum eigenen Arzt und zum vertrauten Spital sieht man im Zusammenhang mit Schwangerschaft und Geburt keine potentiellen Gefahren – oder man will sie nicht sehen.

Indikationen zur Verlegung in utero haben sich im Laufe der Zeit in klarer Weise herauskristallisiert (Tab. 7). Solche Listen müssen indes im regionalen Bereich „wachsen".

Tab. 7. Indikationen zum In-utero-Transport

1. Drohende Frühgeburt (31 Wochen)
2. Drohende Zwillingsgeburt (35 Wochen)
3. Drillings- und Mehrlingsschwangerschaft
4. Schwere Rh-Inkompatibilität (Hydrops, Anämie)
5. Schwer einstellbarer Diabetes mellitus
6. Chronischer Sauerstoffmangel des Feten
7. Schwere Mangelentwicklung des Feten
8. Fehlbildungen des Feten
9. Erkrankung der Mutter
10. Drogenabusus der Mutter

Vom geburtshilflich tätigen Arzt ist zu erwarten, daß er einerseits die primäre Reanimation des Neugeborenen beherrscht und andererseits im Hinblick auf die zentralen Probleme der heutigen Geburtshilfe die Risiken prospektiv richtig abschätzt und seine Entscheidungen entsprechend trifft.

Literatur

1. Boda D, Pintér S, Kovács I, Szöllösi F und Maráz A. Zur Neugeborenen-Versorgung in der unmittelbaren postnatalen Phase. Mschr Kinderheilk 1971; 119: 312.
2. Bossi E, Calame A, Mieth D, Philippe P, Renevey F und Sigg P (Schweizer Neonatologiegruppe). Neugeborenen-Überwachungsblatt. Schweizerische Aerztezeitung 1978; 68: 1346.
3. Bucher H-W. Störungen der Atmungsregulation bei Frühgeborenen. Klinische Untersuchungen zur Pathogenese, Erfassung, Epidemiologie, Prophylaxe und Prognose. Stuttgart, New York: Thieme 1987.
4. Fanconi S and Duc G. Intratracheal suctioning in sick preterm infants: prevention of intracranial hypertension and cerebral hypoperfusion by muscle paralysis. Pediatrics 1987; 79: 538.
5. Kopelman AE. A new use for adult face masks. Pediatrics 1978; 61: 162.
6. Kubli F und Arabin B. Frühgeburt. In: Dudenhausen JW. Praxis der Perinatalmedizin. Stuttgart, New York: Thieme 1984.
7. Loewenich von V, Brand M, Halberstadt E und Saling E. Die intracraniellen Blutungen des Neugeborenen, Rundtischgespräch. Verhandlungen der Dtsch Ges für Gynäkol und Geburtsh., Frankfurt a. M. 1984. Arch Gynecol 1985; 238: 263.
8. Stoll W. Die primäre Reanimation des Neugeborenen. Grundlagen, Praxis. Stuttgart: Enke 1975.